朱宗元医方验案辑萃

李鸿涛　张明锐　杨国英　编著

董秋梅　审订

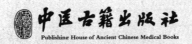
中医古籍出版社
Publishing House of Ancient Chinese Medical Books

图书在版编目（CIP）数据

朱宗元医方验案辑萃 / 李鸿涛，张明锐，杨国英编
著 . —北京：中医古籍出版社，2022.9

ISBN 978-7-5152-2515-9

Ⅰ . ①朱 … Ⅱ . ①李 … ②张 … ③杨 … Ⅲ . ①中医临
床—经验—中国—现代Ⅳ . ① R249.7

中国版本图书馆 CIP 数据核字（2022）第 117307 号

朱宗元医方验案辑萃
李鸿涛　张明锐　杨国英　**编著**

责任编辑	郑　蓉　王　梅	
封面设计	韩博玥	
出版发行	中医古籍出版社	
社　　址	北京市东城区东直门内南小街 16 号（100700）	
电　　话	010-64089446（总编室）010-64002949（发行部）	
网　　址	www.zhongyiguji.com.cn	
印　　刷	廊坊市鸿煊印刷有限公司	
开　　本	710mm×1000mm　1/16	
印　　张	11	
字　　数	167 千字	
版　　次	2022 年 9 月第 1 版　2022 年 9 月第 1 次印刷	
书　　号	ISBN 978-7-5152-2515-9	
定　　价	48.00 元	

朱宗元教授简历

朱宗元，男，江苏武进人，内蒙古医科大学中医学院教授，主任医师。1937年3月11日出生于南京，1岁时随家迁至四川，抗日战争结束后返回南京。1956年，时值全国中医药院校第一次招生，考入上海中医学院临床医学系。1962年大学毕业后，作为首批支援边疆少数民族地区的医学事业的知识分子，来到内蒙古医学院中蒙医系，曾在中医基础理论、温病学、中医内科学等教研室任教。1978年任中医基础理论教研室主任，1989年任内蒙古医学院中蒙医系主任，享受国务院批准政府特殊津贴。曾任内蒙古自治区中医药学会副秘书长，全国中医高等教育委员会委员，内蒙古自治区政协委员、常委，全国第四批、第六批老中医药专家学术经验继承工作指导老师等，为内蒙古地区的中医药事业和人才培养作出了突出贡献。

前　言

朱宗元老师是一位誉满内蒙古的中医大家，他几十年如一日的承传医业、传授医道、精研医术，德高术精，惠及塞北万千中医学子，是当之无愧的学界楷模。

1962 年朱老师大学毕业后，响应党中央支援边疆少数民族地区医学事业的号召，作为首批援蒙的知识分子，来到内蒙古医学院中蒙医系工作。六十年间，他传道、治学、临证精勤不倦，常存忘我之心，从无敷衍之举。他讲课认真，语言生动，逻辑性强，为学生所景仰。他在临床带教中，既严格要求，又谦和平易近人，常常以清代名医王清任的事迹鼓励学生，强调现代中医一定要具备科学的态度，绝不能故步自封，坚持继承与创新并重才能有所发展。

朱老师治学以刻苦制胜，严谨勤勉的学风令我辈钦佩。家中堆积如山的古今医籍、读书卡片和门诊病案，成为他徜徉其间最为享受的、宝贵的精神世界。朱老师博古通今，衷中参西，研读古典医著，善于继承和创新。在临床中，他对古今医家的理论、思想、方药都能融会贯通，知常达变；对疑难病症往往能研精覃思、独出机杼，形成圆融开阔的临床思路，尤其是形成了主从相合、配伍巧妙、量小灵动的处方用药特色。

随着时代的变迁，疾病谱的改变，如何发展中医药、培育中医后继人才、提高临床疗效，更好地为民众解除病痛，一直是朱老师思考和为之奋斗的目标。朱老师通过几十年间勤求博取、锐意精研，在诊治慢性肾病、脾胃病、心脑血管疾病、妇科病及颈椎病等内伤等病方面积累了独到而丰富的经验。对于患者，无论地位高低，他都一视同仁。朱老师医德、医术俱佳，深得病友好评。他经常对学生们说，医生是个高尚的职业，德不高者，艺必不精，只有放弃了权势利益，才能潜心研究医术。

朱老师热爱中医药学，他把中医药学的传承发展，看得比生命还重要。我们跟随朱老师学习多年，深深地为他"医德求厚、医术求精、淡泊名利、甘为人梯"的高尚品格所激励。现在朱老师的指导下，根据我们学习的体会，将他六十多年宝贵的临床经验整理成书。书稿完成后又承蒙内蒙古医科大学中医学院董秋梅教授审阅并修订。在此，对朱老师和董老师的悉心指导表示衷心的感谢！希望本书的出版为传承和发展中医药学贡献一份力量！

编　者
2022 年劳动节前夕

目 录

上编　临证经验 ……………………………… 001

一、临证思维 ……………………………… 002

二、经验药组 ……………………………… 009

三、小剂量用药体会 ……………………… 023

下编　医方验案 ……………………………… 029

一、宣鼻通窍方 …………………………… 030

二、增液利咽方 …………………………… 033

三、温督通痹方 …………………………… 037

四、克痰定喘方 …………………………… 047

五、通脉养心方 …………………………… 052

六、养心安神汤 …………………………… 060

七、解郁安神汤 …………………………… 064

八、开痞和胃汤 …………………………… 067

九、建中和胃汤 …………………………… 070

十、解郁利胆汤 …………………………… 075

十一、抗变复肾方 ………………………… 078

十二、升阳利肠方 ………………………… 091

十三、润燥降糖方 ………………………… 096

十四、四逆蠲痹方 ………………………… 099

十五、和解退热方 ………………………… 104

十六、荣脑定痫汤 ………………………… 109

十七、解郁消瘿方 …………………………………… 116

十八、益气健腰汤 …………………………………… 119

十九、去脂消痤汤 …………………………………… 123

二十、升陷止淋方 …………………………………… 126

二十一、通关止淋方 ………………………………… 132

二十二、乳癖散结方 ………………………………… 138

二十三、二仙延更方 ………………………………… 140

二十四、化浊宁坤汤 ………………………………… 143

二十五、平肝制动汤 ………………………………… 150

二十六、归脾摄血汤 ………………………………… 154

二十七、补中抗癌方 ………………………………… 158

附录　朱宗元教授常用成药配方 ………………… 163

上编 临证经验

一、临证思维

朱宗元教授临床中重视辨病与辨证相结合，并善于将自拟主方和经验药组灵活应用于各科疾病的治疗中，形成了法度严谨而又不失灵活的诊疗模式。现将朱老师的临证思路与方法浅述如下：

（一）诊疗模式

所谓诊疗模式是对一种医学在诊断和治疗中主导思想的高度概括，是用精练的语言对该医学临床思路的扼要表述，并能反映出其学术特色[1]。辨证论治作为中医学的一大特色和优势是中医临床中较多采用的重要诊疗模式之一，但具体操作过程中由于受到地域、习惯、饮食、环境、医者的知识结构等因素影响，辨证论治的结果众说纷纭，证型不同、治法各异，使得许多临床经验可重复性低，并难以统一疾病的治疗认识。因此，朱老师在多年的临床实践中摸索并逐渐形成了以辨病为基础，同时兼以辨证的诊疗模式。

1. 辨病

中医学自古就重视辨病，具体论述多先明确疾病，再进一步辨证选方，辨病与辨证相统一。清代徐灵胎在《兰台轨范》中指出："欲治病者，必先识病之名，能识病名，而后求其病之所由生，知其所有生，又当辨其生之因各不同，而病状所由异，然后考其治之之法，一病必有主方，一病必有主药"[2]。现代名医赵锡武指出："有疾病而后有症状，病者，为本，为体；证者，为标，为象。病不变而证常变，病有定而证无定，故辨证不能离开病之本质"[3]。朱老师常强调辨病的重要性，认为不同疾病基本病机不同，相应的基本治法、主方主药自然应该有别。同时还强调，不但要辨中医的病，还要明确西医的病，辨西医的病能够对疾病的病因病理、进展情况、转归预后及形成机制有较为清晰的认识和掌握，会对疾病的治疗有更为精准的把握。朱老师认为，辨病有助于在临床中把握疾病的整体特点，确定整体治疗思路，然后根据患者的个体差异及兼证不同，再充分运用中医辨证论治的优势加减，如此才能获得较好的临床疗效。

2. 辨证

朱老师对一些现代医学不能明确诊断的疾病采用中医辨证治疗，同时在辨证选方的基础上，或佐以对症用药，或佐以中医辨病用药。如精神抑郁患者多属中医郁证范畴，对于精神消沉、心情低落、乏力倦怠、不思饮食者，朱老师将其辨为中阳不升证，处以补中益气汤为主方，同时还会根据患者兼有的情绪不稳定、时时悲伤欲哭等症状，佐以治疗脏躁的名方甘麦大枣汤，或佐以治疗百合病的百合地黄汤，亦收到较好效果。体现了辨证为主，兼以辨症、辨病组方的优势。

3. 病证结合，酌情从舍

朱老师认为，临证应遵循辨病与辨证相结合，即首先明确疾病诊断，了解疾病整体特点，确定治疗大法，然后再进行辨证，根据患者及疾病演变的动态时空特征制订个体化用药方案，并灵活掌握"无病从证，无证从病""舍病从证，舍证从病"等取舍原则与方法。

经过几十年的临床实践，朱老师形成的基本诊疗模式是：辨病辨证合参——确立治疗大法（即从病论治或从证论治）——择定主方——选取"病""症""证"联治药组——汤丸（散）合剂整体调控。

（二）临证思路

朱老师认为，当前制约中医药发展的瓶颈在于理论创新不足，中医理论应该从封闭式理论转变为开放式理论，对前人的观点应该有肯定、有否定，吸取精华，发扬光大，抛弃糟粕，有些观点更需要慎重对待。中医药的发展绝不能排斥利用现代化手段，而是要合理借助这些高科技手段的检查和实验方法，研究中医理论的科学性，合理评价中医疗效，但绝不能以想当然的现代医学理论来评判中医理论的对错，也不赞成单纯用中药治疗的效果作为中医理论正确与否的唯一证据。朱老师强调中医理论应注意吸收其他传统医学及现代医学的成果，丰富发展自己。基于此，朱老师在临证实践中提出以下临证思路。

1. 衷中参西

朱老师认为，中医临证应当注重发挥几千年来临床实践所积累的经验，同时又当积极参考现代医学诊疗认识，中西医优势互补以提高疗效。作为一名现代中医应该在中医思维主导下结合现代医学的认识对疾病进行以中医手段为主的诊治。衷中参西的诊疗思路即是以中医辨病辨证为主确立治法和处方，同时再参以现代医学研究成果。如朱老师治疗颈椎病，认为《素问·痹论》中"痹在于骨则重，在于脉则凝而不流，在于筋则屈不伸，在于肉则不仁，在于皮则寒"描述的痹病之筋骨重着、屈伸不利、肌肉麻木不仁、皮肤发凉怕冷等症，与颈椎病常见的颈肩背部酸困重着疼痛、僵硬不适、麻木、恶风怕冷等主要症状相似。因此，辨治可遵从"痹病"论治思路。颈部主要是督脉和足太阳膀胱经循行之处，其脉络空虚、阳气不足，加之风寒湿等外邪侵袭而致痹阻不通，因此选用桂枝加葛根汤配合斑龙丸（由鹿角胶、鹿角霜、菟丝子、柏子仁、熟地黄组成）加减，疏利督脉和太阳经阳气，通经解痉。现代医学认为，颈椎病多由颈椎间盘退行性改变及继发性改变刺激或压迫周围神经根、椎动脉、交感神经、脊髓等组织，使神经传导异常、血流异常而引起各种症状和体征，朱老师提出这一病理机制属于中医学"痹阻不通"范畴。结合以上两方面认识，在温通阳气基础上佐以活血通络法，拟定颈椎通痹方（葛根7g、桂枝5g、赤芍5g、白芍5g、鹿角片5g、桃仁5g、红花5g、川芎5g、地龙4g、白芷4g、水蛭10g、土鳖虫10g、蜈蚣5g、甘草2g），用之临床，颇有效验。

2. 执西用中

当所治疗的疾病现代医学诊断明确、病因病理认识相对清晰，采用传统中医治疗方案效果不佳时，朱老师主张采用"执西用中"的临床思维。即以现代医学病因病理为入手点，通过中医传统理论加以合理诠释，再运用中医治法予以立法，并指导处方，其间时或采纳中药药理研究成果以增强疗效。如在治疗慢性肾病时，强调对其血尿、蛋白尿、水肿及炎症形成的病理生理审视和思考。免疫功能失常导致致病微生物引起人体炎症反应，从而产生抗原抗体复合物；同时机体免疫清除功能异常，导致抗原抗体复合物沉积于肾间质，诱发血管炎并形成血栓，进而引起血管通透性增加和肾血流量降低，引发长期蛋白尿、血尿并加重肾功能损害。因此，调节免疫必不可少。朱老师认为，尿蛋白、尿红细胞属于"精"的范畴，蛋白尿、血尿即是精微流失。中医认为精微流失病位在肾，病因为脾肾固摄失调，故采用培补脾肾治法，用以降低血尿、蛋白尿。此外，由免疫复合物在肾脏沉积导致微循环障碍诱发的血管炎症，这一"象"比类为血瘀，形成的病理产物即为瘀血，故采用活血化瘀原则进行治疗。同时，针对体内免疫复合物以及非蛋白氮清除率下降且伴随尿中蛋白质（属于人体"精"的范畴）的流失，又配合以调理气机开阖和利湿泄浊的治法指导治疗。综上所述，朱老师将西医对肾病病理的认识转化为中医思维，据此创制以调节开阖、利湿化浊、活血化瘀、培补脾肾为法的抗变复肾方：乌梅4g，防风3g，柴胡5g，五味子4g，金钱草7g，白花蛇舌草7g，黄芪10g，桃仁5g，红花5g，益母草5g，党参7g，炒白术5g，升麻3g，生地黄6g，熟地黄6g，巴戟天4g，桑螵蛸4g。此方以祝谌予过敏煎为基础，以调节免疫、恢复机体开阖失司为立法用药基础。

此外，朱老师临证亦常以现代药理研究证实功效确切的药物，参合中医辨证原则加入处方中以提高疗效。如治疗心脏病时常选用苦参、毛冬青、仙鹤草，苦参可抗心律失常，毛冬青可扩张冠状动脉、强心，仙鹤草可调节血压和强心，而这些药物偏于寒凉，与黄芪、桂枝等药物合用，恰又可避免全方过于温燥，寒温配伍，相反相成。

3. 中西合璧

中西合璧即充分发挥中西医两套医学体系的认知方式、诊疗优势，互补结合，从而达到提升临床疗效的目标。一方面，朱老师提倡现代中医应当熟悉或精通疾病的现代医学诊断、病理生理、药物应用机制、临床研究进展等。目前临床中求治中医药的患者多是已经过西医西药治疗无效者，因此只有精通现代医药学知识，才能更好找到疾病不愈的问题关键，从而发挥中医药的治疗优势。比如常有感冒患者发热、咳嗽经抗生素治疗数天甚至迁延月余不愈而来求治者，朱老师认为现代医学的上呼吸道感染有细菌、病毒、真菌、支原体等不同，临床发热表现不同，临床若抗生素、抗病毒、激素等药物混用易导致患者产生耐药，自身抗病能力减弱，导致疗效欠佳。中医虽注重辨证论治，但风热、湿热、气虚等不同证型的发热其治疗又有霄壤之别，所以要中西合参。如金黄色葡萄球菌感染多为实热证，多发热、脉数，脉证相合；大肠杆菌多为湿热，虽发热但脉不数，脉证不符，需要舍脉从证，因此选用不同方药，药证相合才能获效[4]5。

另一方面，对于单纯应用中医、中药治疗效果不好的疾病则提倡中西医结合增效减毒。如肺结核中医治疗效果差，西药抗结核药物效果较好但有较大的胃肠道不良反应，同时多在人体正气不足时感染结核杆菌，因此朱老师主张应用西药抗结核，同时以中药保护胃肠道，提高人体正气，这样既能有效抗结核又消减西药的胃肠道反应、增强了机体自身的抗病能力和痊愈能力，一举两得。

（三）临证方法

基于上述临证思路，朱老师在临床实践中具体方法可分为两个过程，即组方（主方、药组、轻剂）和调剂（调剂合治）。

1. 主方

根据多年的临证实践总结，朱老师对于每一种常见病都有一个通治的主方，这个主方作为治疗某种疾病的基础方随症加减使用，充分体现了朱老重视辨病论治的思想。如朱老师擅长治疗慢性咽炎，认为内蒙古西部地区气候干燥、寒冷，而咽为肺之门户，肺为金脏，喜润恶燥，长期的干燥、寒冷伤及肺脏，临床主要表现为刺激性干咳，伴咽干、咽痒或声音嘶哑或咽中有痰不易咯出，常因感冒而诱发加重，针对咽炎发病的这些特点拟订治疗咽炎主方（生地黄 4g、玄参 4g、麦冬 4g、诃子 4g、桔梗 3g、山豆根 5g、马勃 3g、木蝴蝶 3g、蝉蜕 3g、僵蚕 4g、石韦 5g、车前草 5g、甘草 2g）[4]18。

2. 药组

朱老师在临证中十分注重药物的合理配伍，常以功效相似、相佐的药物进行合理搭配，形成药物组合，而药组内的每味药均按常规用量1/3的小剂量使用。朱老师认为，功效相似的药物搭配起来应用既能保证用药的安全性，不会因药物偏性而引起不良反应，同时药组内药物互相协同可以增强功效。如常用的温中散寒、理气止痛药组（良姜 4g、香附 4g、吴茱萸 4、荜茇 4g），温中散寒同时有偏于中焦的良姜、也有偏于下焦的吴茱萸，药效要优于单一药物。其他如温肾助阳、补肾益精组（淫羊藿 5g、韭子 5g、蛇床子 5g），和胃理气、消胀止痛组（神曲 4g、木香 3g、白豆蔻 2g），清热活血、收敛止带组（乌贼骨 5g、椿根皮 5g、鸡冠花 5g），温肝理气、散寒止痛组（小茴香 4g、荔枝核 4g、乌药 3g），清热凉血、活血止血组（茜草 5g、紫草 5g、墨旱莲 5g、仙鹤草 7g），平肝镇静、潜阳熄风组（珍珠母 7g、石决明 7g、生龙骨 7g、生牡蛎 7g），清热利湿、解毒通淋组（苦参 3g、土茯苓 7g、萆薢 5g），温补肾阳、固精缩尿组（九香虫 5g、刺猬皮 5g、雄蚕蛾 5g），清热固肠、燥湿止利组（秦皮 5g、马齿苋 5g、赤石脂 5g、石榴皮 4g）等，这些药组或据疾病选用，或据症状选用，或据证候选用，称之为主方主治下的病、症、证三联佐治，如此一主三辅的病、症、证联治，既可以加强主方的治疗作用，又可以发挥全面治疗兼病、兼症及兼证的功能。

3. 轻剂

在药物使用剂量方面，朱老师一贯坚持"用量宁小勿大"的原则，认为剂量太大不仅会给患者带来较大的经济压力，而且还会增加药物的毒性，给脾胃造成一定的负担，不利于慢性脾胃病的治疗恢复。而小剂量用药能够体现"轻灵疏调"的用药优势，轻滋其味、扶正固本，激发人体自我修复能力，使顽疾渐消缓散，量小灵动而效捷。临证用药常常仅有常用量的 1/3，多为 3～5g，这也体现了《素问》所谓的"无代化，无违时，必养必和，待其来复""疏其血气，令其调达，而致和平"之义[5]。不仅针对慢性病使用小剂量，而且在许多急性病如外感发热等，同样应用小剂量，效果依然良好[6]。朱老师强调，小剂量用药不等于单纯的药物剂量减少，关键是要突出临床辨证要解决的重点，注重方剂中君臣佐使的配伍，小剂量用药体现在药组中是药物的合理配伍和剂量配比，而方剂的组织可以看成是在辨证立法后，选用药组再予二次配伍而成。不同于选药配伍以成方的组方模式，这一方法的独特之处在于药组以代药、药组和合以成方。

4. 调剂合治

为了让身罹多病的患者尽快减轻身体不适，朱老师临证时常缩短服药治疗周期，将这些疾病的原发继发或主次区分不同层次进行同时治疗。具体而言，即采用不同剂型的药物予以合治。朱老师认为，传统剂型治疗功效不同，汤者荡也，疏涤五脏，形同流水，取其速效；散者散也，开闭解结，拔刺雪污，类如轻骑，斩关夺门；丸者缓也，缓攻渐补，犹如稼穑，取其王道。因此常在治疗主病时选用汤剂，再根据临床需要选用其他适合剂型治疗相兼疾病。如此则汤、丸、散等剂型可能在一个患者同时使用，达到多方位调控的目的。如某患者以眩晕胸闷、咽部闷堵、胃脘不适就诊，朱老师辨病辨证后认为，患者目前主病为颈椎病，当治之以急；兼病为咽炎、胃炎，当治之以缓。即选用汤剂治疗颈椎病，取其速效，缓解主症；佐以散剂治疗咽炎，取其轻清疏散以开上焦；再佐以丸药治疗胃病，取其建中缓急以复脾胃。

（五）小结

综上所述，朱老师通过几十年的临床探索逐渐形成了较为实用而有效的临证思路与方法。在诊疗模式方面主张先辨病，后辨证，辨病与辨证相结合；强调在临床实践中遵循一切从患者实际出发，采用切合患者的临证治疗方案，方与法的总结凝练是为了更好地灵活选用，尽早达到治疗目标，切莫固守成方，僵化思路，甚至是存有中西门户之见。

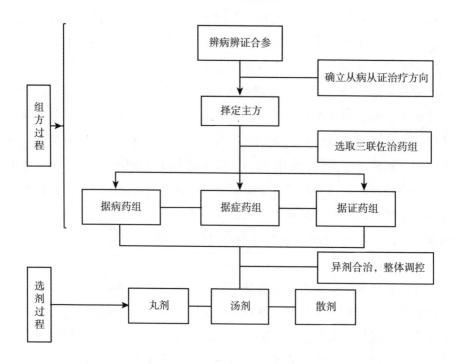

参考文献：

［1］成肇智.内经主体诊疗模式及其对中医学的影响［J］.北京中医药大学学报，

1999，22（6）：13-15.

　　［2］刘洋．徐灵胎医学全书［M］．北京：中国中医药出版社，1999：209.

　　［3］中医研究院西苑医院．赵锡武医疗经验集［M］．北京：人民卫生出版社，1980：1.

　　［4］杨国英，张明锐．朱宗元临证经验集要［M］．北京：人民军医出版社，2015:5，18.

　　［5］李鸿涛，杨国英，高升，等．小剂量用药的思路和体会［J］．中医杂志，2012，53（5）：432-434.

　　［6］付剑楠，付建霆．朱宗元运用小青龙加石膏汤加味治疗小儿重症肺炎验案2则［J］．湖南中医药杂志，2016，32（1）：98-99.

二、经验药组

　　朱老师在临床实践中，重视辨病与辨证结合、经方与时方相结合，并形成了个人独特的用药风格。

　　他认为，药物发挥临床疗效是因为"各具其性"，即其天然的"偏性"，这种偏性也就是药物功效的基础。同时，药物的功效在一定剂量范围内往往随着剂量的增加而增强，但是伴随而来的是"副作用"现象。比如说，补气药在加大剂量时可能会出现"动火"，破血药在加大剂量时可能会出现"耗气"，每味药物的"作用之长"也会成为其"掣肘之短"。所以，朱老师主张在临床用药时，通过配伍形成药组，用一组药取代一味药，它们功效相合可以互展其长，剂量减轻又可共减其弊。这些经验药组相对独立，处方时往往以组合形式同时出现，也可以看作是小复方组合。在整体与局部相结合、辨病与辨证相结合、病症与个体相结合的中医临证思维指导下，临证中对于这些经验药组予以酌选并配伍，收到较好的预期效果。

　　具体而言，朱老师的经验药组一般由2～4味单药组成，且在组成药组后，每味单药的剂量减为常规用量的1/3。药组内的单药，或药性药味相近，或药性药味相反，配伍组成药组后，组内的单药或起到协同增效，或起到相反相成，或起到殊途共调的功效。临床中，药组可根据疾病、症状、证候选择使用，不仅适用面广，而且功效周备。这些处方中的"药组单元", 在基本治疗大法和组方原则的指导下, 彼此配伍协同, 体现了由单味药组成药组, 根据临床中病、症、证的实际需求, 再由药组灵活组合, 形成处方的基本思路。即前文提到的病、症、证联佐治药组。相对于药味较少、剂量较重的方剂而言, "药组用药法"具有"化整为零, 化重为轻, 化点为面"的基本特征, 在治疗寒热虚实证候错杂、气血邪淫主客交浑所致的慢性病和疑难病, 具有适应症(证)广、作用效宏、整体调控的优势。且因方内单味药物剂量较小, 长期服药既不会给身体造成损害, 又避免了重剂量大方的副作用和耐药性问题。

1. 桑叶、侧柏叶、白鲜皮

【功能】疏风止痒, 凉血生发。

【主治】

病: 脱发。

症: 头皮瘙痒, 脱发, 头皮屑, 头油脂分泌过旺。

证: 血虚血热, 风邪入络。

2. 木贼、菊花、茺蔚子

【功能】疏风清热, 活血明目。

【主治】

病: 青光眼, 结膜炎, 眼底疾病, 视神经炎。

症: 视瞻昏渺, 目痛目痒, 迎风流泪, 结膜红赤。

证: 风热入络, 肝火灼阴, 眼络瘀滞。

3. 白蒺藜、白菊花

【功能】清肝疏风。

【主治】

病: 结膜炎、青光眼、甲亢突眼、干眼症、颈椎病。

症: 视瞻昏渺, 目痛目干, 白睛红赤, 迎风流泪、目痒, 眩晕耳鸣。

证: 肝火灼阴, 风热袭睛, 肝阳上亢。

4. 白芷、白薇、白蔹、白蒺藜、白鲜皮

【功能】疏风凉血, 美白消斑。

【主治】

病: 黄褐斑, 紫外线过敏。

症：面生黑斑，或褐色色素沉着。

证：血热血虚，风邪侵表，络脉瘀滞。

5. 柴胡、防风、乌梅、五味子

【功能】辛散酸收，调畅开阖。

【主治】

病：免疫系统相关性疾病，如过敏性鼻炎、哮喘、荨麻疹、紫癜，慢性肾炎，系统性红斑狼疮等。

症：红疹、红斑，瘙痒，喷嚏流涕，咳喘，关节疼痛，尿蛋白、尿潜血反复发作。

证：开阖失常，风邪内扰。

6. 细辛、白芷、露蜂房

【功能】疏风祛浊，宣窍止涕。

【主治】

病：鼻炎，鼻窦炎。

症：清涕不止，或鼻流浊涕，头痛眩晕，头重如裹，嗅觉失灵。

证：清窍阳气不宣，风湿化浊，鼻窍郁闭。

7. 薏苡仁、皂角子、冬瓜子

【功能】化浊排脓。

【主治】

病：鼻窦炎、肺痈、结肠炎、妇科炎症。

症：鼻流浊涕，咯吐脓痰，大便黏滞，带下黏稠不净。

证：浊痰闭阻，窍隧不畅。

8. 诃子、桔梗、甘草

【功能】利咽止咳。

【主治】

病：咽炎，气管炎，哮喘。

症：咽干、咽痛、声音嘶哑。

证：痰凝气滞，风热上攻，咽喉不利。

9. 木蝴蝶、马勃、山豆根

【功能】清咽止痛，疏风散结，解毒清热。

【主治】

病：急慢性咽喉炎，声带息肉。

症：咽痛，咽干，异物感，咯痰不利，不耐久言，或声不出。

证：热毒结聚，咽伤喉痹。

10. 地龙、川芎、白芷

【功能】疏风通络，活血定痛。

【主治】

病：颈椎病，脑供血不足，神经性头痛，三叉神经痛。

症：头痛，眩晕，牙痛。

证：风寒入络，经脉痹阻。

11. 威灵仙、络石藤、徐长卿

【功能】疏风除湿，蠲痹止痛。

【主治】

病：颈椎病、关节炎、腰椎间盘突出、坐骨神经痛、脉管炎等肌肉关节痛症。

症：身体肌肉关节，疼痛麻木，日久不愈。

证：风寒湿侵袭关节经络，气血痹阻。

12. 姜黄、桑枝

【功能】通行肩臂，祛风活血。

【主治】

病：颈椎病，肩周炎，风湿、类风湿关节炎。

症：肩臂疼痛，屈伸不利，颈痛眩晕，手指麻木。

证：风寒袭上，经络痹阻。

13. 补骨脂、骨碎补、鹿角片

【功能】补肾壮督，健骨散寒。

【主治】

病：颈椎病，腰椎间盘突出。

症：颈痛眩晕，腰痛腿痛，四肢麻木，骨刺疼痛。

证：督脉阳虚，风寒侵骨。

14. 水蛭、土鳖虫、蜈蚣

【功能】通络破瘀，活血开痹。

【主治】

病：颈椎病、冠心病、痹证、闭经、痛症，以及慢性肾病、肝病等。

症：日久不愈之慢性顽固性疼痛，瘀肿，下肢静脉曲张、癥积。

证：气血痹阻，经络湮瘀。

15. 天麻、钩藤、僵蚕

【功能】平肝疏风，解痉定眩。

【主治】

病：颈源性眩晕，高血压，中风。

症：头痛，眩晕，震颤，肢麻。

证：肝阳化风，虚风内动。

16. 海藻、昆布、生牡蛎

【功能】化痰散结，软坚消瘤。

【主治】

病：甲状腺瘤，子宫肌瘤，乳腺增生。

症：颈前结肿，子宫肌瘤，痰核瘰疬，乳腺结节。

证：痰湿凝聚，结滞成瘤。

17. 川楝子、佛手、黄药子

【功能】疏肝行气，化痰散结。

【主治】

病：甲状腺瘤，甲状腺癌。

症：颈部胀痛，瘿肿结节，失荣结聚。

证：肝气不舒，痰瘀凝聚。

18. 桂枝、桃仁、红花

【功能】温经活血，助阳通脉。

【主治】

病：冠心病、心肌炎、肺心病、痹证。

症：心悸、胸闷、动则气短、唇暗舌紫；水肿伴有瘀紫，或咳喘伴有瘀紫；关节、肢体、筋骨疼痛。

证：阳衰血瘀，经脉痹阻。

19.细辛、通草、吴茱萸、荜茇

【功能】助阳化气，通经行滞。

【主治】

病：冠心病，颈椎病，腰椎病，关节炎，脉管炎，下肢静脉曲张，筋膜炎。

症：身痛，活动不利，畏寒神倦。

证：经络、脉道阳气不通，血运瘀滞。

20.酸枣仁、龙眼肉、五味子

【功能】补血敛阴，养心安神。

【主治】

病：失眠，郁证。

症：心悸不寐，睡眠不实，惊悸易醒。

证：心阴心血亏虚，心神不宁。

21.栀子、莲子心

【功能】清心除烦，降火安神。

【主治】

病：失眠，郁证。

症：心烦、心悸，焦虑急躁，口苦，舌尖红，小便黄。

证：心火旺盛，心神不安。

22.葛根、毛冬青

【功能】活血通脉。

【主治】

病：冠心病，血栓闭塞型脉管炎，下肢静脉曲张。

症：心脑血管硬化狭窄，胸痛，头晕头痛，肢体瘀肿疼痛、活动不利。

证：血络瘀滞，脉道不通。

23.苦参、仙鹤草

【功能】调整心律，复脉定悸。

【主治】

病：心律失常。

症：心悸，脉促，或结，或代。

证：气血失和，心脉不继。

24. 南沙参、麦冬、五味子

【功能】益肺养阴，止咳平喘。

【主治】

病：气管炎，肺气肿，肺心病。

症：咳嗽咽干，哮喘，自汗乏力，口干咽痒。

证：肺气阴两虚，肺气上逆。

25. 天竺黄、胆南星

【功能】化痰开窍，定惊宁神。

【主治】

病：癫痫，惊风，抽动症，痴呆。

症：神昏，抽搐，高热惊风，精神躁狂或痴呆不语。

证：痰热内闭，心窍被蒙。

26. 漏芦、路路通、王不留行

【功能】活血化痰，消癖散结。

【主治】

病：乳腺增生，结节或肿瘤，缺乳。

症：乳腺肿块，或胀或痛，乳汁分泌不畅。

证：痰瘀互结，乳络不通。

27. 三棱、莪术、山慈菇

【功能】破瘀消癥，化痰散结。

【主治】

病：乳腺增生，前列腺肥大，子宫肌瘤，恶性肿瘤。

症：结节肿块，痰核肌瘤或癌肿。

证：痰瘀阻滞，癥瘕结聚。

28. 珍珠母、石决明

【功能】潜阳育阴，平肝镇逆。

【主治】

病：失眠，高血压，咽炎，癫痫，小儿多发性抽动症，围绝经期综合征。

症：多梦，烦躁多怒，肢体震颤，头目眩晕，头痛，牙痛，牛皮癣。

证：肝阳上亢，动火化风。

29. 蝉蜕、蛇蜕

【功能】凉肝透热，疏风止痒。

【主治】

病：癫痫，抽动症，风疹，湿疹，顽癣，夜啼。

症：抽搐痉挛，惊悸不眠，皮肤瘙痒。

证：风热外袭，肝热生风。

30. 川楝子、青皮、玫瑰花

【功能】清肝疏肝，理气解郁。

【主治】

病：肝炎，肝硬化，胁痛，郁证。

症：胁肋胀满，胸胁疼痛，失眠，情志不舒，心烦抑郁，喜叹息。

证：肝郁气滞化火。

31. 龟甲、白芍、女贞子、墨旱莲

【功能】滋阴潜阳，平肝镇逆。

【主治】

病：癫痫，抽动症，惊悸怔忡，高血压，围绝经期综合征，失眠。

症：眩晕，头痛，失眠，惊悸怔忡，盗汗，多梦。

证：阴虚阳亢，虚火上扰，阳化内风。

32. 五味子、磁石

【功能】平肝潜镇，收敛摄纳。

【主治】

病：神经官能症，耳鸣，高血压，咳喘，围绝经期综合征。

症：失眠，耳鸣耳聋，头痛。

证：肾精不充，肾不纳气，虚阳虚火上冲。

33. 姜黄、郁金、海金沙

【功能】疏肝活血，清利湿热，利胆止痛。

【主治】

病：胆囊炎，胆结石，胆汁淤积症，胆管炎。

症：右胁胀痛，痛引肩背，口干口苦，脘胀不适，胆红素异常。

证：气滞血瘀，湿热蕴结。

34. 高良姜、香附、吴茱萸、荜茇

【功能】温中行气，散寒止痛。

【主治】

病：慢性胃炎、结肠炎。

症：胃胀胃痛，脘腹畏寒，呕吐恶心。

证：中阳不足，寒凝气滞。

35. 神曲、木香、白豆蔻

【功能】行气消食，醒脾开胃。

【主治】

病：食欲不振，消化不良。

症：纳呆，食谷难消，知饥不食，脘胀停食。

证：脾失健运，胃气不开。

36. 厚朴、佛手、甘松

【功能】温中下气，消胀止痛。

【主治】

病：慢性胃炎，胃溃疡，消化功能不良。

症：胃胀，胃痛，嗳气，呃逆，倒饱，嘈杂。

证：肝胃气滞，运化失健。

37. 巴戟天、补骨脂

【功能】补火生土，暖胃散寒。

【主治】

病：慢性胃炎，慢性结肠炎；骨质疏松。

症：胃痛喜温，腹胀腹泻，日久不愈；筋骨痿软疼痛。

证：命门火衰，火不暖土，脾失健运；肾虚骨痿。

38. 薏苡仁、半枝莲、山慈菇、白花蛇舌草

【功能】解毒化痰，抗癌散结。

【主治】

病：恶肿肿瘤，癌前病变。

症：胃肠腺化生，癥瘕，肿块。

证：湿热结毒。

39. 金钱草、白花蛇舌草

【功能】清利湿热，调节免疫。

【主治】

病：慢性肾炎，泌尿系感染。

症：小便黄赤，气味及泡沫较重，尿潜血、蛋白尿。

证：湿热化毒。

40. 川芎、僵蚕

【功能】疏风活血，消蛋白尿。

【主治】

病：慢性肾炎。

症：尿蛋白久不消除。

证：风热相搏，凝滞血络。

41. 薏苡仁、赤小豆、白茅根

【功能】利水化浊。

【主治】

病：慢性肾炎、泌尿系感染。

症：水肿，小便不利或淋沥涩痛。

证：痰湿阻滞，水道不利。

42. 生地黄、赤芍、竹叶、通草

【功能】清心除烦，利尿通淋。

【主治】

病：泌尿系感染。

症：尿频尿急，淋沥涩痛。

证：心火下移，小肠热盛。

43. 石韦、车前子

【功能】利咽祛痰，利尿通淋。

【主治】

病：癃闭，淋证；慢性咽炎。

症：小便不利，淋沥涩痛，或尿下砂石，或点滴而下，甚至闭塞不通；咽中异物感，咯吐不利。

证：水湿阻滞，膀胱气化不畅；痰湿阻滞，咽喉不利。

44. 萹蓄、瞿麦、白茅根

【功能】利水通淋。

【主治】

病：泌尿系感染。

症：小便淋漓，热刺涩痛。

证：湿热下注，水道气化不利。

45. 益智仁、覆盆子、桑螵蛸

【功能】温肾涩精，缩泉固脬。

【主治】

病：前列腺炎，前列腺肥大，神经性多尿。

症：尿频，夜尿清长，遗精滑精。

证：肾气不固，水泉、精室失约。

46. 薏苡仁、制附子、败酱草

【功能】温阳败毒，化浊去腐。

【主治】

病：盆腔炎等妇科炎症，前列腺炎，前列腺肥大，泌尿系感染。

症：腹痛，淋浊，带下，阴疮阴肿。

证：阳气气化不利，湿热停聚酿毒。

47. 土茯苓、红藤、败酱草

【功能】利湿清热，活血解毒。

【主治】

病：盆腔炎，前列腺炎，阴道炎，尿道炎，结肠炎。

症：小便不利，淋沥涩痛，淋浊，带下，阴疮阴肿，泻痢腹痛。

证：湿热下注酿毒。

48. 乌贼骨、鸡冠花、椿根皮

【功能】化湿去浊，活血止血。

【主治】

病：阴道炎，盆腔炎，前列腺炎，尿道炎。

症：下腹胀痛，淋浊带下，阴部湿痒，阴疮阴肿。

证：湿热下注，酿毒化浊。

49.苦参、萆薢、土茯苓

【功能】清热利湿，解毒化浊。

【主治】

病：阴道炎，盆腔炎，前列腺炎，尿道炎，痛风。

症：淋浊带下，阴部湿痒，阴疮阴肿，足大趾红肿疼痛。

证：湿热下注，酿毒化浊。

50.山药、扁豆、芡实

【功能】健脾化湿，收敛止带。

【主治】

病：肠炎，妇科炎症。

症：腹泻，带下量多不止。

证：脾虚湿邪下注。

51.藿香、黄精、地肤子

【功能】化湿清热，润燥止痒。

【主治】

病：阴道炎，外阴湿疹。

症：阴肿阴痒。

证：湿热下注，酿毒伤阴。

52.小茴香、荔枝核、乌药

【功能】暖肝行气，温经止痛。

【主治】

病：胃炎，结肠炎，痛经，盆腔炎，睾丸炎，前列腺炎，中下焦癥瘕。

症：脘腹胀痛，睾丸坠痛，少腹绞痛或气窜作痛。

证：肝胃气滞，寒凝下焦。

53.知母、黄柏、肉桂

【功能】滋肾通关，降火通淋。

【主治】

病：前列腺炎，睾丸炎，淋证，癃闭。

症：小便不利，遗精遗尿，睾丸坠痛，夜尿频数，小腹胀痛。

证：阴虚火旺，湿热下注，气化受阻。

54. 淫羊藿、韭子、蛇床子

【功能】温肾壮阳，化气生精。

【主治】

病：阳痿，早泄，不育症，前列腺炎，前列腺肥大。

症：阳痿，早泄，精少或精子质量差，尿频，小便淋漓不禁。

证：肾气不固，肾精亏虚，湿浊下注。

55. 九香虫、刺猬皮、雄蚕蛾

【功能】兴阳填精，壮阳起痿。

【主治】

病：前列腺炎，前列腺肥大，性功能低下，遗精，滑精，不育症。

症：阳痿，早泄，尿频尿急，夜尿频数，小便淋漓不禁，遗精。

证：肾阳不足，命门火衰，肾精不固。

56. 仙茅、淫羊藿、巴戟天

【功能】温肾壮阳，散寒除湿，健骨。

【主治】

病：性功能低下，关节炎，腰痛，骨质疏松，不育症。

症：阳痿，早泄，尿频，小便淋漓不尽，腰膝酸冷，关节屈伸疼痛，筋骨痿软无力。

证：肾阳不足，寒湿内侵。

57. 秦皮、赤石脂、马齿苋、石榴皮

【功能】清肠解毒，化湿止泻。

【主治】

病：急慢性肠炎，痢疾，肠道肿瘤。

症：腹痛腹泻，肛门灼热，久泻久痢不止，便脓便血，里急后重。

证：肠道湿热蕴结，糟粕积滞，清浊不化。

58. 桃杏仁、莱菔子、牵牛子

【功能】化痰降浊，润腑通便。

【主治】

病：便秘，结肠炎。

症：便秘，利下不爽，腹痛腹胀，肠鸣，肛门重坠。

证：糟粕化浊，气机阻滞，肠道积滞。

59. 黄连、木香、白芍

【功能】清热燥湿，行气调血。

【主治】

病：慢性结肠炎，痢疾。

症：腹痛，腹泻，便下红白，里急后重。

证：湿热停聚肠道，气血郁滞。

60. 苍术、板蓝根、大青叶

【功能】化湿解毒，清解退热。

【主治】

病：流感，病毒性肺炎。

症：发热，咽痛，或外感久热不退。

证：湿热酿毒，热毒挟湿。

61. 浮小麦、麻黄根、煅龙牡

【功能】收敛止汗。

【主治】

病：汗证，围绝经期综合征。

症：多汗，自汗，盗汗，虚烦不寐。

证：虚热上浮，卫表不固。

62. 茜草、紫草、墨旱莲、仙鹤草

【功能】凉血活血，养阴止血。

【主治】

病：紫癜，崩漏，便血，咯血，衄血。

症：血证，尿潜血。

证：阴虚火旺，瘀滞内阻，血液妄行。

63. 桑叶、天花粉、鬼箭羽

【功能】行气活血，解毒降糖。

【主治】

病：糖尿病。

症：血糖升高，口干、口渴，胸腹刺痛，手足麻木。

证：肺脾阴虚，糖毒入络。

64. 黄连、地骨皮、荔枝核

【功能】清热降火，凉血行气，降糖。

【主治】

病：糖尿病。

症：血糖升高，口干、口渴、口臭，身热或身热夜甚，胸腹胀满，消谷善饥。

证：湿热化火，阴虚火旺，气滞血瘀。

三、小剂量用药体会

近年来，很多报道均指出重予某药而获良效[1-2]。相对而言，对临床中药最小有效剂量，或中药小剂量用药的讨论和研究相对较少。其实，历代医学家对于小剂量施药亦甚为重视。如：张仲景的药方屡见小量配伍的妙用。李东垣治劳倦内伤，方药小量而频投，使慢性病患者徐徐恢复生机。已故著名老中医蒲辅周善施"轻舟速行"法，以药量小巧、收效又佳而著称[3]。健康报 2011 年 5 月 25 日《小剂量用药的传统应遵循》一文中也指出，中药廉价的优势正在丧失。一剂中药少则数十元，多则百余元。除了物价上涨的因素，用量偏大的问题也值得重视[4]。目前，中药的常用剂量超过《中华人民共和国药典》规定的现象已习以为常，其必要性与临床安全性都值得研究。

朱老师从事中医临床、教学工作 60 余年，探索并坚持应用小剂量处方 30 余年，体会到小剂量应用中药不仅安全有效，而且可以减轻患者经济负担，临床工作应予重视和发扬。现将朱老师小剂量用药特色介绍如下。

1. 小剂量用药的提出

1965 年，朱老师曾诊治过一位 60 余岁的慢性支气管炎伴肺气肿、肺心病的患者，因为家庭人口较多，生活很困难，药费通过"劳保"只能报销70%，当时患者病情较重，气喘、浮肿，口唇紫绀，正处于慢性支气管炎急性发作期，根据病情朱老师开了小青龙汤（现在常用剂量）及枇杷露，共 1元 4 角。复诊时，患者反映服用后，病情非但没有缓解，反而加重。重新辨证分析后，朱老师认为此例当属外寒内燥，即改为三拗汤合沙参生脉饮，出于经济考虑，剂量减少为原来的 1/3，开了 3 剂。下次复诊时，患者水肿、心悸、咳喘等症状明显减轻，继续调理病情得到了有效控制，实际药费才花费了 1 角 7 分。通过这一事例的反思，朱老师认为，临床用药辨证当是首位，辨证准确，即使是小剂量用药，效果仍然是肯定的。

此外，20 世纪 70 年代朱老师在内蒙古医科大学附属医院从事临床工作时，有日本友人来访，当他们看到中医师的处方时，对药物应用的剂量产生了疑问，他们据当时日本汉方名医矢数道明先生介绍的经验，只采用相当于目前中医师处方药物剂量的 1/2～1/3，亦能获得较好的疗效。同样在日本吉益南涯、大冢敬节等汉方医所著书中，都反映出日本使用中药的剂量小于中国。因此，他们对剂量应用的多少产生了浓厚的兴趣，并提出了很多假说。其中之一，就是部分人认为，可能是由于中国水质和日本水质存在差异，导致了药物煎煮有效成分的析出不同，因此临床药物应用剂量各异。于是从日本带来了水，进行对比研究。研究结果表明，与水质根本无关，最后得出结论，剂量的大小只是临床工作者的习惯问题，小剂量同样能够获得较好的临床疗效。

朱老师根据以上事实和经验，体会到小剂量用药的优势和有效性，并坚定了这种用药模式和思路。

2. 小剂量用药的应用情况阐介

（1）传统名方中的小剂量应用

在我国传统的一些中药名方中，用药剂量并不大。如《太平惠民和剂局方》中收载的四君子汤：人参（去芦）、甘草（炙）、茯苓（去皮）、白术各等分。上为细末。每服二钱，水一盏，煎至七分，通口服，不拘时，入盐少许，白汤点亦得。虽是煮散服用，但每药每次应用实际剂量不过 1.5g 左右。《医学统旨》柴胡疏肝散由陈皮（醋炒）、柴胡各二钱，川芎、枳壳（麸炒）、芍药各一钱半，甘草（炙）五分，香附一钱半组成，方中药物剂量均在 6g 以下。

此外，《日本汉方医学精华》中补中益气汤的处方为：人参 4g，白术 4g，黄芪 3g，当归 3g，陈皮 2g，大枣 2g，柴胡 1g，甘草 1g，干姜 0.5g，升麻 0.5g。日本常用的大柴胡汤、小柴胡汤、逍遥散、小青龙汤等每剂总重量不过 5 ～ 10g，用药剂量都很小。

（2）江南时方派的轻清取巧

在我国古代，中药的使用特色上即有南北之别。江南许多医家认为，江南之地，温暑居多，居者较北地之人腠理疏松，且多患湿热证，故用药不耐重剂，或者说不宜重剂，因此在长期的临床实践中形成了"轻清取巧"的用药习惯。尤其是以叶天士、丁甘仁等为代表的苏常地区时方派，治疗时病更是用药轻清，不仅剂量较小，而且少用味厚之品。如《丁甘仁医案·肝气肝阳》中记载赵某风阳上扰所致头眩案，换算为现代计量单位为：薄荷叶 2.4g，煅决明 12g，净蒺藜 6g，法半夏 4.5g，冬桑叶 9g，炒竹茹 4.5g，甘菊花 9g，夏枯花 4.5g，嫩钩藤 9g。又如俞根初《通俗伤寒论》蒿芩清胆汤，主治：少阳湿热痰浊证。组成：青蒿脑 4.5g，淡竹茹 9g，仙半夏 4.5g，赤茯苓 9g，青子芩 4.5g，生枳壳 4.5g，陈广皮 4.5g，碧玉散（包煎）9g。都是小剂量用药的例证。

（3）小剂量用药的适用范围

临床中如何准确恰当地运用小剂量辨治疾病，是否有一定的适用范围也同样引起了部分学者的研究兴趣。李兴运等[5]总结了药量宜小的几种情况：使用毒性较强、性能峻猛的中药用量宜小；久病体虚、婴幼儿、老年人等特殊体质人群用药剂量宜小；相须、反佐等配伍用药剂量宜小；疏肝解郁药、治上焦证候、升阳举陷用量应从轻。廖建生[3]还补充了治次要兼证者剂量宜小。朱老师体会，小剂量用药而获得预期疗效的关键是具体问题具体分析，而且不局限于以上几种情况。

3. 小剂量用药体会

朱老师认为，临床中每种药物的最适宜剂量范围往往要经过临床工作者的反复实践才能最后确定。目前，中医界存在着用药剂量偏大之趋向。故须温先贤"用药如用兵"之教诲，需要切实把握药量大小，注重小剂量用药的问题。

有效剂量不等于大量、甚至是"极量"，虽然在一定范围内，药物剂量的大小与其在体内的药物浓度和发生的作用成正比例关系。但是这只是方药取效的原因之一，绝不能因为这一个侧面，而忽略了中医的特色和优势——辨证施治，以及药物间的精准配伍和配比。所以适当地选择和准确地掌握药物的剂量，成为临床用药中的一个关键问题。

（1）小剂量用药能够体现"轻灵疏调"的优势

著名中医学家赵绍琴先生素以辨证准、立法明、用药少、疗效好而著称。秦伯未先生曾盛赞赵氏用药"平正轻灵"。此外，当代名医如黄文东、秦伯未、曹惕寅等在他们的医案或经验集中也体现出小剂量用药的疗效和优势。朱老师认为，小剂量用药能够体现轻灵疏调的用药优势，通过调气以和血，调血以和气，舒畅三焦，调理升降开阖，或轻滋其味、扶本固元，激发人体自我痊愈与康复的能力，以求《素问》所谓"无代化，无违时，必养必和，待其来复""疏其血气，令其调达，而致和平"之义。临床观察，药精而效捷。

（2）小剂量用药取效的关键在于准确辨证

回顾历史，明清许多医家处方用药的剂量并不大，因此，小剂量取效的关键在于临床医生的精准辨证。新中国成立后，中医院校毕业的学生因受药理学量效浓度学说的影响，使得用药剂量在不断攀升，这里并不否认在个案中有用重剂取得斩关夺门之效，但若不考虑辨证是否正确，只是一味地追求倍增药量，不仅浪费了药材资源，也给患者造成了一定的经济负担。

《小剂量用药的传统应遵循》一文中指出，历史上多用野生的中药材，现在许多中药材为种植品。认为种植药材中所含有效成分要低于野生药材，中药剂量由此不应该受药典限制的观点比较普遍[4]。但这种认识同样具有一定的片面性。研究发现，柴胡、法半夏、秦艽、丹参等栽培药材与当地野生药材的主要有效成分含量基本相当。这就说明，利用科学技术，选择合适的栽培条件，不仅可以大幅度提高中药材的产量，而且能够保证药材的内在质量。所以，小剂量使用中药的传统值得继续遵循。

（3）小剂量用药模式在各种急慢性疾病中均可应用

朱老师临床体会，小剂量用药并不局限于慢性病，急症应用同样可以获效。如治疗发热性疾病，朱老师曾经做过对照研究，辨证属于湿热酿毒、壅滞上焦型的普通感冒，以苍术9g、大青叶30g、板蓝根30g做水煎剂内服，和此方的1/3量的苍术3g、大青叶10g、板蓝根10g水煎剂内服，两组均每日1剂，其退热时间与症状缓解时间均相仿，没有差异性。对于以夜间发热为主，夜半体温最高，至早晨体温下降的流行性感冒，现代医学认为是病毒感染所致，应用抗生素治疗效果欠佳，朱老师按伏暑治疗，方用蒿芩清胆汤为主（青蒿7g，黄芩7g，陈皮3g，法半夏4g，枳实3g，竹茹3g，茯苓4g，青黛7g，滑石4g，甘草2g），平均退热时间并不逊于较大剂量者，且效果较现代医学治疗方法为优。

（4）小剂量用药重在药物的合理配伍和剂量配比

小剂量用药不等同于单纯的药物剂量减少，关键是要突出临床辨证想要解决的重点，医者处方时若抓不住辨证治疗的重点，即主攻点，即使堆砌再多的药物，也是枉然。况且，药中有效成分在煎煮过程中的析出具有一定比例，当溶液达到饱和时，即使是再大的药量也不会增加溶解度。古人应用中药或组方时十分注重药物的合理配伍和配比，如《医林改错》卷下"瘫痿论"所载补阳还五汤。组成：黄芪四两（120g），归尾二钱（6g），赤芍一钱半（4.5g），地龙一钱（3g），川芎一钱（3g），桃仁一钱（3g），红花一钱（3g）。黄芪与其他活血药比例之悬殊，也恰恰反映了此方治疗重点在于补气，血分药只是向导之用。

又如慢性腹泻辨证属于脾虚气陷证时，朱老师最初应用升阳益胃汤治疗，发现所有病例在应用常规用量时效果较好，当剂量减为常规量的1/3时，效果就不好。在分析药物配比变化时，朱老师发现，常规量时该方体现出的综合作用是温升，而全方减为1/2量时（黄芪10g，党参10g，炒白术7g，黄连5g，陈皮3g，法半夏4g，茯苓4g，羌活、独活各3g，柴胡

5g，白芍 4g，甘草 2g），温升的力量减弱，反而凉药黄连的苦降力量凸显，所以导致效果不好。于是又在小剂量方中加入了吴茱萸 4g、荜茇 4g，以增强温升之力，最后获得了和常规用量方一样的疗效。

再如在治疗急腹症时，若单纯使用生大黄，个别患者用到 20～30g 也未产生泻下作用，但是如果配伍上软坚散结的芒硝就大不一样了，生大黄 9～12g 配伍芒硝 9g，就会产生很强的泻下作用。可见，辨证精准的前提下，找到治疗疾病的主攻方向，合理配伍和配比药物，是小剂量用药取得较好疗效的关键。

参考文献：

［1］王兰.重用参附治疗冠心病举隅［J］.中医学报，2011，26（6）：743-744.

［2］覃事东.重用黄芪临床应用举隅［J］.医学信息，2011，24（6）：3539-3540.

［3］廖建生.谈小剂量用药［J］.临床合理用药，2009，2（5）：81-82.

［4］雷波.小剂量用药的传统应遵循［N］.健康报，2011-05-25（10）.

［5］李兴运，陈水君.中药小剂量应用浅谈［J］.陕西中医，2002，23（8）：744-745.

下编 医方验案

一、宣鼻通窍方

【组成】葛根 5g，桂枝 3g，白芍 3g，苍耳子 4g，辛夷 5g（包煎），细辛 3g，白芷 4g，鹅不食草 7g，露蜂房 5g，甘草 2g。

【功效】疏风宣窍，通阳化浊。

【主治】急慢性鼻炎，变应性鼻炎，鼻窦炎。症见头痛，嗅觉下降，鼻塞，流清涕或脓涕，喷嚏。或发病具有明显季节性，为花粉或尘螨等致敏物质诱发，伴见喷嚏，流清涕，鼻痒，上腭痒，眼痒、流泪，甚至咽炎或支气管哮喘。

【方解】

鼻炎，中医称之为"鼻鼽""鼻渊"。《素问·脉解》中记载："所谓客孙脉，则头痛、鼻鼽、腹肿者，阳明并于上，上者则其孙络太阴也，故头痛、鼻鼽、腹肿也。"宋代严用和《济生方》曰："夫鼻者肺之候，职欲常和，和则吸引香臭矣。若七情内郁，六淫外伤，饮食劳役，致鼻气不得宣调，清道壅塞。其为病也，为息肉，为疮疡，为清涕，为窒塞而然也。风寒乘之，阳经不利，则为壅塞，或为清涕，蕴结不散，则不闻香臭，或生息肉鼻痛之患矣。"指出外感风寒可以诱发本病。中医学认为，鼻为肺之外窍，是呼吸系统的第一道屏障，居于头面，罹恙乃多治以轻，使用轻浮之药以便药力上达病所，因此，朱老师治疗该患，注重使用轻扬上行、体轻质轻的轻灵药物。尤其是冬春之际，寒冷而干燥的空气极易侵犯鼻窍而导致鼻之通气和防御功能受损，而变生鼻痒、流清涕、喷嚏等症状，标在于鼻，而本实责于肺，系由肺卫之阳气不足、肌表固护失利所致。因此，当以实卫护营、宣表祛风、调畅开阖为治。方中桂枝加葛根汤解表开窍、调节开阖、清泻肺热，配伍芳香开窍的苍耳子、辛夷，并佐以细辛、白芷、川芎，加强辛散祛风开窍之力。此外，合用治疗鼻炎的经验药，即露蜂房和鹅不食草，以祛风解毒、消肿止痛。临床实践证明，此方对鼻炎、变应性鼻炎、鼻窦炎均有较好疗效。

【加减】

1.若属变应性鼻炎，可在此方基础上，加用过敏煎（乌梅 4g，防风

3g，柴胡5g，五味子4g，甘草2g）；过敏情况较严重者，可再加用金钱草7g、白花蛇舌草7g，利湿清热，抗变态反应；变应性鼻炎日久不愈者，多与正虚有关，可加黄芪10g、炒白术5g、防风5g，益气固卫。

2.鼻炎反复发作，鼻流清涕，或伴有咳喘发热，中医辨证多属肺脾虚寒，则可将方中桂枝加葛根汤改为小青龙汤（桂枝3g，干姜3g，麻黄4g，白芍4g，法半夏4g，五味子4g），增强温肺化饮之力。涕多清稀不止，或加徐长卿、石韦、车前子利水渗湿，引邪下祛。

3.伴有鼻痒、眼痒、上腭痒，可加蝉蜕5g、白菊花5g，祛风散邪。

4.眼目赤痛、流泪，加木贼5g、谷精草5g，清泻肝火。

5.若伴有咽痒、咳喘、面红气急等症，为木火刑金，加珍珠母7g（先煎）、石决明7g（先煎），平肝潜阳、降气平喘。

6.伴有头痛，脓性浊涕，系阳郁而化热，当清阳明之湿热，加生石膏10g、知母4g，或加鱼腥草5g、黄芩4g，清肺泻热；若见黄涕有脓，可加皂角子5g、生薏苡仁4g、冬瓜子5g，祛痰化浊；脓涕不畅可加皂刺5g。

【验案举隅】

例1：林某，男，8岁，2009年7月30日初诊。

主诉：鼻塞、喷嚏1个月余。

现病史：患者过敏性鼻炎1个月余，反复鼻塞，喷嚏，甚者影响睡眠。目前鼻塞，憋气，流清涕，喷嚏，每日5～6次，夜间鼻塞加重，呼吸音粗，有时眼痒刺痛，时头痛，纳可，便调。舌质红、苔薄白，脉细滑。

辨证：风邪犯肺，气机闭塞，邪郁化热。

治法：疏风通窍，调理开阖，清泻肺热。

处方：葛根4g，桂枝3g，赤芍3g，苍耳子4g，辛夷5g（包煎），细辛3g，白芷4g，露蜂房4g，乌梅4g，防风3g，柴胡5g，五味子4g，蝉蜕5g，生薏苡仁4g，石韦5g，黄芩7g，鱼腥草7g，甘草2g。14剂，水煎服，每日1剂。

2009年8月13日二诊：患者述病情较前明显好转，喷嚏较前减少，每日3～4次，眼睛痒疼减轻，余无不适。一诊方加木贼5g、谷精草5g。14剂，水煎服，每日1剂。

2009年8月30日三诊：患者前日因赶庙会，烟熏后，症状略有加重，双眼睑略浮肿，偶有咳喘。舌淡红、苔白，脉沉细。二诊方加干姜 3g，麻黄 4g，白芍 4g，法半夏 4g，珍珠母 7g（先煎），石决明 7g（先煎）。14 剂，水煎服，每日 1 剂。尽剂后诸症好转，鼻炎基本控制。

按：本案为过敏性鼻炎邪郁化热者，在宣鼻通窍方疏风宣窍、通阳化浊的基础上，佐以过敏煎（乌梅、柴胡、防风、五味子）、蝉蜕，透表开窍，辛散酸收，调理开阖；佐以黄芩、鱼腥草清泻肺热；佐以石韦、薏苡仁渗湿化浊。三诊时出现咳嗽加重，合用小青龙汤，增强开肺宣窍之力。诊疗中，辨病与辨证相结合，在经验方基础上，灵活合用辛散酸收、寒热温清诸法，收到较好疗效。

例2：武某，女，36 岁，2009 年 8 月 6 日初诊。

主诉：反复鼻塞鼻痒、流清涕、喷嚏 1 年，加重 1 周。

现病史：过敏性鼻炎病史 1 年余，经常鼻塞、流涕，劳累受凉后加重。现鼻塞不通，鼻流清涕，鼻痒喷嚏。舌淡红、苔白，脉浮。

辨证：外邪犯肺，鼻窍失宣。

治法：疏风通窍，调理开阖，利湿化浊。

处方：葛根 5g，桂枝 4g，赤芍 3g，细辛 3g，辛夷 5g（包煎），苍耳子 4g，白芷 4g，露蜂房 7g，乌梅 4g，防风 3g，柴胡 5g，五味子 4g，蝉蜕 5g，石韦 5g，生薏苡仁 4g，甘草 2g。7 剂，水煎服，每日 1 剂。

2009 年 8 月 13 日二诊：患者诉服上方病情明显好转，近日又增口干，自觉身热，咽干咽痛，舌红、苔黄，脉略滑。病情虽有所好转，但病邪日久入里化热。上方去乌梅、防风、柴胡、五味子、石韦，加桔梗 3g，山豆根 7g，马勃 7g，诃子 4g，木蝴蝶 4g。7 剂，水煎服，每日 1 剂。

按：该病属感邪后而致机体免疫功能失调，故以宣鼻通窍方加过敏煎、蝉蜕疏风通窍、调理开阖，恢复脏腑功能；佐以石韦、薏苡仁利湿化浊。二诊因合并咽炎，故加桔梗、山豆根、马勃、诃子、木蝴蝶清热利咽。

例3：郭某，女，29 岁，2008 年 2 月 29 日初诊。

主诉：变应性鼻炎 5 年余，近日加重。

现病史：患者 5 年前曾因受寒感冒导致鼻塞、流黄涕，感冒痊愈后而鼻部症状未除，每遇寒冷空气则加重，甚至时有香臭不闻。虽经抗炎治疗，但仍反复发作。近日外出受凉，导致症状加重。目前症见鼻塞，流涕，喷嚏，咽痛，伴有头痛、头闷胀，嗅觉差，记忆力差，舌质红、苔薄黄，脉浮数有力。

辨证：风寒袭肺，鼻窍开阖失宣。

治法：疏风通窍，升降气机，清热利咽。

处方：葛根5g，桂枝3g，赤芍3g，苍耳子4g，辛夷5g（包煎），细辛3g，白芷4g，露蜂房7g，乌梅4g，防风3g，柴胡5g，五味子4g，薄荷3g（后下），蝉蜕5g，石韦5g，生薏苡仁4g，山豆根5g，马勃3g（包煎），木蝴蝶3g，诃子4g，桔梗3g，甘草2g。7剂，水煎服，每日1剂。

2008年3月7日二诊：服前方后，患者鼻部症状减轻，头闷除，时有鼻痒喷嚏，仍有嗅觉不灵，咽干时痛，舌红、苔白稍腻，脉沉细。上方加僵蚕4g，继服14剂。

2008年3月22日三诊：患者鼻部症状基本好转，嗅觉基本恢复正常，改予鼻炎Ⅰ号120g，每次30粒（水丸剂，每粒如赤小豆大小，30粒约重3.5g，下同），每日3次；咽炎Ⅱ号120g，每次30粒，每日3次，口服。

按：该患者属于变应性鼻炎，朱老师在宣通鼻窍的同时重视调节过敏反应，标本兼治。以宣鼻通窍方为基础方加减，方中葛根、桂枝散寒解肌调和营卫，配苍耳子、辛夷、白芷、细辛、露蜂房辛温芳香之品，以辛而散之，芳香开发，宣窍止涕；寒邪郁久而化热，合并咽炎，出现咽痛、舌红、苔黄之象，佐以桔梗、山豆根、马勃、木蝴蝶、赤芍清热利咽；石韦清泄肺热，合以薏苡仁，利湿化浊；乌梅、防风、柴胡、五味子辛散酸收、疏风敛肺，调节人体开阖；佐以蝉蜕、僵蚕、薄荷、诃子疏风透热，调节肺气的升降失调，兼有抗变态反应之功。

二、增液利咽方

【组成】生地黄4g，玄参4g，麦冬4g，诃子4g，桔梗3g，甘草2g，山豆根5g，马勃3g（包煎），木蝴蝶3g，僵蚕4g，蝉蜕3g。

【功效】养阴清肺，解毒利咽。

【主治】急慢性咽喉炎，包括咽炎、喉炎、声带炎症等，症见咽部红肿疼痛，声音嘶哑，不耐久言，咽干、咽痒，异物感，干咳少痰或无痰，便秘，舌红、苔少津等。

【方解】

咽炎，中医称之为"喉痹"，系由外邪侵袭，壅遏肺系，邪滞于咽，或脏腑虚损，咽喉失养，或虚火上灼所致。《素问·阴阳别论》曰："一阴一阳结，谓之喉痹。"认为喉痹的病因病机为阴阳气血郁结，瘀滞痹阻。本病一年四季皆可发病，急性发作者多为实证。若病久不愈，反复发作者多为正气耗伤之虚证。慢性咽炎属于中医"虚火喉痹"，比较顽固，且反复发作。朱老师认为，咽炎可归属中医"燥咳"范畴。肺为清虚之脏，不耐邪袭，加之北方多燥，必耗肺阴。咽为肺之门户，肺为金脏，喜润恶燥，顺应肺之本性，故治肺多用养阴润燥法。主方用增液汤合桔梗汤（又名甘桔汤）加味。增液汤出自《温病条辨》，其中生地黄、麦冬可入肺经，养阴生津润肺，而玄参咸寒，还可解毒利咽。朱老师古方新用，以其养阴生津针对咽炎基本病机，兼取其利咽之功。同时，朱老师亦认为，燥湿是一对阴阳矛盾，可互相转化，咽炎虽有痰邪内生，但多为肺燥所化，故润肺仍为根本。桔梗汤出自《伤寒论·辨少阴病脉证并治》第311条："少阴病，二三日，咽痛者，可与甘草汤。不差，与桔梗汤。"为治疗少阴客热咽痛证的一个方剂，由桔梗、甘草组成。仲景用一味生甘草来清解少阴阴经中的毒热，甚者再加桔梗开喉痹、止咽痛。《本草求真》曰："桔梗开宣肺气之药，可为诸药舟楫"，其又有利咽之功。甘草泻火解毒，诸药合用，共奏清肺祛痰、利咽开音之功。《宣明论方》中治疗失音不能语者，用桔梗汤加诃子，名清音汤。《本草思辨录》曰："若诃子清音汤治中风不语，是但用其泄矣；协以甘桔，则不至过泄而音可开。"可见诃子在此有泄肺导气、下气利咽之用。朱老师用此以清热利咽开音。此外，在上述方药基础上朱老师予以加味，加山豆根、马勃、木蝴蝶清肺热，解热毒，利咽喉。三药皆为治疗咽喉肿痛的要药。其中马勃味辛质轻，入肺经，还可以宣散肺经风热。朱老师认为，因咽炎往往有咽干、喉痒、频频作咳等风热上扰证候，故又加入僵蚕和蝉蜕。蝉蜕甘寒清热，辛凉疏散肺经风热以宣肺利咽，开音疗哑；僵蚕祛风定惊，化痰散结。二药皆为治疗声嘶喑哑之要药，不仅入肺经，而且入肝经，既能疏散外感之邪，还可解痉止咳。全方立法确当，选药精准，疗效肯定。

【加减】

1. 若伴喑哑、咳嗽、咽干痰少者，加入沙参生脉散（南沙参4g、麦冬4g、五味子4g）益气养阴，敛肺止咳。

2. 若咽痛较甚者，加射干3g、锦灯笼4g，以加强清热解毒利咽之效。

3. 咯吐黄痰者，加鱼腥草7g、黄芩7g，以清泻肺热。

4. 伴有感冒发热咽痛，加苍术3g、大青叶7g、板蓝根7g，芳香开表，清热解毒，利咽止痛。

5. 慢性喉炎，日久导致黏膜肥厚增生，扁桃体肿大或声带小结，加莪术7g、三棱7g、山慈菇3g、生薏苡仁4g，以破血化瘀，消肿排脓，软坚散结。

6. 如有异物感，加用法半夏3g、厚朴3g、紫苏梗4g，理气化痰，开郁散结。

7. 咽部不适伴有呛咳，咯痰黏稠或成块，加石韦5g，车前子4g（包煎），二药入肺经，清肺止咳，利水祛痰，给邪以出路。

8. 咽干咽痒，呛咳不止，甚则咳至面红目赤、呕吐等，为木气刑金，肝气犯肺犯胃之证，加珍珠母7g（先煎）、石决明7g（先煎）。二药平肝、熄风、镇咳，重药轻投，与方中蝉蜕、僵蚕合用既可平肝制木，又能肃肺降气。

【验案举隅】

例1：安某，男，14岁，2009年10月24日初诊。

主诉：咽干痛、伴口唇干裂3天。

现病史：患者平素体健，近3日无明显诱因，出现咽干、咽痛、口唇干裂、痰少难咯等症状，今日加重，遂来就诊。刻下症：咽干、咽痛，口干舌燥，轻微咳嗽，痰少难咯，咳甚而呕，鼻塞黄涕，小便偏赤，大便偏干。舌质红、苔少津，脉浮数。

辨证：风燥，郁热，肺失润降，木火刑金。

治法：养阴清热，宣肺利咽，平肝化浊。

处方：生地黄4g，玄参4g，麦冬4g，诃子4g，桔梗3g，山豆根7g，马勃7g，木蝴蝶4g，僵蚕4g，蝉蜕3g，南沙参4g，五味子4g，石韦5g，车前子4g（包煎），珍珠母7g（先煎），石决明7g（先煎），辛夷5g（包煎），苍耳子 4g，露蜂房 7g，鱼腥草 7g，黄芩 3g，甘草 2g。7剂，水煎服，每日 1剂。

2009年10月31日二诊：患者述服药后咽痛好转，痰量减少，近3日偶有咽痒干咳，口唇仍干裂，稍有鼻塞，黄涕除，二便已正常。原方去鱼腥草、黄芩。7剂，水煎服，每日 1剂。

2009年11月7日三诊：从11月5日起，咽痛、流涕等症状已明显消失，昨日服完7剂之后今晨起稍有咽痛，小便已转为正常，饮食尚可，睡眠佳。同二诊方，7剂，水煎服，每日 1剂。

按：本案为典型的燥邪犯肺证，呼和浩特市地处西北，气候干燥，特别是春秋燥邪偏盛之际，口、鼻、咽喉之患成为临床常见病。朱老师根据多年临床经验，以治疗阳明热病、津亏便秘的增液汤为基础方，加入清热利咽及宣肺通窍之品，拟定增液利咽方，功能清热养阴、宣肺利咽、生津润燥。该患者加入石韦、车前子，利湿化浊，降气排痰，旨在使邪气有所出路；珍珠母、石决明重药轻投，随肺经药升浮入肺，平肝肃肺、咸寒凉润、化痰散结；辛夷、苍耳子、露蜂房、鱼腥草、黄芩宣通鼻窍，清热泻肺。三诊时邪气衰其大半，续服原方以竟全功。

例2：陈某，女，48岁，2009年10月21日初诊。

主诉：间断性干咳20余年，加重2年。

初诊：患者自21年前正常顺产一子后即出现间断性咳嗽，干咳无痰，症状较轻，未曾治疗。10余年前相继出现尿频、尿急、尿失禁等症状，每于冬天加重，曾多次医院就诊，排除妇科及泌尿系感染等疾病，均未明确诊断，故未做系统治疗。近两年因工作繁忙及更年期将至，上述症状逐渐加重，甚至有时影响工作、生活及心情，为预防今年入冬病情复发，故前来就诊。刻下症：咳嗽，多为干咳，或有痰难咯，咽干、咽痒，无鼻塞、流涕等症状，神疲纳差，不思饮食，憋尿时间稍长即小腹胀急，夜尿2～3次，肛门经常有下坠感，大便正常，睡眠一般。舌质红、有齿痕，舌苔白腻，脉沉缓。

辨证：肺胃阴虚，脾气下陷。

治法：润肺利咽，补脾升提。

处方：生地黄 4g，玄参 4g，麦冬 4g，诃子 4g，桔梗 3g，山豆根 7g，马勃 7g，木蝴蝶 4g，蝉蜕 3g，僵蚕 4g，沙参 4g，五味子 4g，石韦 5g，车前子 4g（包煎），珍珠母 7g（先煎），石决明 7g（先煎），甘草 2g。14 剂，水煎服，每日 1 剂。胃肠Ⅱ号 80g，每次 30 粒，每日 3 次。

2009 年 11 月 5 日二诊：患者来诊时紧握朱老师双手，高兴至极。自述服药 3 剂后咳嗽症状即明显减轻，服药 6 剂后咳嗽症状已彻底消失，且肛门下坠感亦明显减轻，咽干、咽痒的症状亦有所减轻，小便可以控制，夜尿仍为 2～3 次/晚，大便正常，睡眠尚可。舌胖齿痕、苔白腻，脉沉缓。上方加鱼腥草 7g、黄芩 7g，7 剂，水煎服，每日 1 剂。

2009 年 12 月 2 日三诊：服上方后，患者症状均已消失，故未按时再诊。从 11 月 29 日起稍有咳嗽，低头时间长后偶有后枕部疼痛，纳可，大便调，睡眠一般。咽咳Ⅰ号、颈椎Ⅲ号各 120g，每次各 30 粒，每日 3 次，口服。

按：朱老师根据患者疾病起因及临床症状综合辨证，认为病为肺脾同病，但当辨病之缓急，要有所侧重，故一诊中抓住"因咽致咳"的病因，运用增液利咽方合以沙参生脉饮，润肺利咽，辅以胃肠Ⅱ号方丸剂补益脾胃，升清固摄，且能恢复脾气健运功能，培土生金。肺为水之上源，主治节；脾为后天之本，主制约肾水，肺脾得补，肺气肃降，膀胱自固，因此咳嗽和尿频、尿失禁的治疗均收到较好疗效。

三、温督通痹方

【组成】葛根 7g，桂枝 5g，赤芍 5g，白芍 5g，鹿角片 5g（先煎），桃仁 5g，红花 5g，川芎 5g，地龙 4g，白芷 4g，水蛭胶囊 4 粒（每粒胶囊相当于研末生药 0.3g，汤药送服，下同），土鳖虫胶囊 4 粒，蜈蚣胶囊 4 粒，甘草 2g。

【功效】解痉祛风，温督通络。

【主治】颈椎病。症见项强颈僵，颈肩、腰腿、肢体疼痛或麻木，或头痛头晕，或心悸胸懑，或失眠，心情抑郁，视力、听力障碍，甚至双腿痿软、行走困难等，舌瘀暗，脉沉涩。

【方解】

颈椎病多因外伤或劳损，导致颈椎发生退行性改变，患椎失稳、发生移位，或椎体后缘等部骨质增生，引起颈部肌肉、神经、脊髓、血管受累而产生的综合征，属于中医学痹证、头晕、头痛、心悸、痿躄、厥证等范畴。颈椎病的临床表现多样，故其分型方法也不尽相同，现常用的是根据被压迫部位的不同而分为6型。朱老师认为，颈椎病不仅仅局限于患者骨质的改变，有些可能是颈椎微小的病变而引起的一些症状群，用现代医学的诊断方法可能并不能发现病灶，X线片反映的病理变化和临床表现亦非平行关系，所以中医药治疗不必拘泥诊断结果，可根据病机灵活采用异病同治或同病异治。例如，临床发现有些患者虽然以心脏病见症，如心慌、气短，或心电图诊断心肌缺血，但用治疗心脏病的药物疗效不显，朱老师根据患者伴有颈椎症状主诉，认为是颈–心反射导致的心脏缺血改变，施以温督通痹方而取效；亦有患者仅见颈肩酸痛，或轻微头痛，但是伴发心烦、失眠、紧张、焦虑甚至想要轻生等严重的抑郁症状，通过施用本方而治愈。凡此种种，虽均未发现有颈椎骨质增生等器质性病变，但若忽略了颈椎病在病机演化中的重要作用，单纯治疗现症现病则很难奏效。朱老师根据颈椎病的病变部位和相关症候群，以经络理论为指导，并受《柳选四家医案》中脊柱痛病案启发，筛选古今方药精华，创拟出治疗颈椎病的经验方。他认为，颈椎是督脉和太阳膀胱经循行之处，脉络空虚或阻滞则失于濡养而导致颈椎病。此方由桂枝加葛根汤合斑龙丸加减而成。桂枝加葛根汤主治"太阳病，项背强几几，反汗出恶风者"。方中主药葛根甘寒生津，疏通太阳经脉之气，鼓舞津液循经布达，引药直达颈项，缓解经脉拘挛；白芍、甘草酸甘化阴，缓急止痛；桂枝、白芍调和营卫，祛风解肌，四药合用以疏通颈项经络。此外，督脉起于胞中，隶属于肾，循行脊柱部位，督脉空虚则脊柱受病。因此，朱老师选用斑龙丸（斑龙丸出自《青囊方》，以鹿角、枸杞、巴戟天等补肾固督）中的鹿角霜，并将其改为鹿角片，以补肾温督壮骨。同时，颈椎病导致血液循环异常与中医学认为的"久痛多瘀"一致，因此，在上两方基础上，朱老师加川芎、白芷活血疏风、引药上行，直达病所；桃仁、红花、赤芍活血化瘀；虫类药土鳖虫、水蛭、蜈蚣、地龙活血化瘀、搜风通络，且为血肉有情之品，具有补肾益髓之效。全方共奏补肾通督、活血通络之功。

【加减】

基于以上认识，根据颈椎病不同的类型及伴随症状，加入相应的药物以增强温督通痹方的治疗效果。

1. 颈型颈椎病：此型为颈椎病早期表现，主要是肌肉、韧带慢性劳损所致，主要表现为颈肩局部酸困、疼痛，经常落枕等。此外，还有神经根型颈椎病，此型在颈椎病中发病率最高，是由于神经根被压迫或刺激所致，表现主要为颈肩痛，短期内加重，并向上肢放射，可有手指麻木、过敏等感觉异常，同时可有上臂灼痛、肌力下降，手指动作不灵活，上肢姿势不当或突然牵撞而发生剧烈闪电样锐痛。如伴有胸椎病变，则可出现背痛及肋间神经刺激症状。中医认为，以颈肩肢体疼痛为主者，归属于风湿痹证，可加入姜黄、络石藤、徐长卿、桑枝、淫羊藿以祛风除湿通络止痛，若属寒者可加入细辛、通草、吴茱萸、荜茇，寒甚者可加入附子以祛寒止痛。

2. 椎动脉型颈椎病：由于椎动脉被刺激或压迫，表现为眩晕，头部活动可诱发或加重；头痛以枕部、顶枕部或太阳穴处占多数。另外还有视觉障碍，突发弱视或失明，记忆力减退，猝倒等，此型归属于中医学眩晕、头痛、厥证范畴。以头晕、头痛、血压改变为主者，属于肝阳上亢证，可加入天麻、钩藤、白蒺藜、白菊花、僵蚕、白芷、珍珠母、石决明等以平肝定眩、祛风止痛；伴血压高者还可加入豨莶草、夏枯草等。

3. 交感神经型颈椎病：由于分布颈脊神经根、脊膜等部位的交感神经纤维受刺激而发生相关症状，可分为两类：一类为交感神经兴奋症，如头痛，伴恶心呕吐，眼部发胀，心跳加速，心律不齐，胸闷，胸痛，气短，四肢发凉，头面双手胀肿，血压升高等；另一类为交感神经抑制症，如头闷，眼瞢，耳鸣，流泪鼻塞，心动过缓，血压下降及胃肠胀气等。此类因颈椎病变引发的多系统、多脏器症状，极易漏诊或误诊。朱老师以温督通痹方予以通治，心悸、失眠则加石菖蒲、远志、龙眼肉、炒枣仁、五味子、夜交藤；心烦、多梦则加栀子、莲子心；视物模糊则加谷精草、密蒙花；耳鸣、耳聋则加五味子、磁石。另耳鸣耳聋有虚实之分，耳鸣如蝉为虚，则加熟地黄、龟甲；耳鸣如雷属实，则加龙胆草、柴胡、黄芩。有心烦抑郁症状者，加柴胡、枳壳、苏梗等，或可合用甘麦大枣汤。

4. 脊髓型颈椎病：此型发病率虽相对较小，但最严重。由于脊髓被压迫，主要表现为双腿痿软，行走困难，腿麻，呈进行性加重，最后可致高位瘫痪，此型属中医学"痿躄"范畴。可加入全蝎、蜈蚣、杜仲、补骨脂、骨碎补等增强补肾壮督、活血通络的功效，但此型颈椎病需早发现早治疗，如有手术指征建议尽早手术，以免贻误病情。

【验案举隅】

例 1：韩某，男，49 岁，2007 年 1 月 29 日初诊。

主诉：偏头痛、肩痛、胁痛、腿麻、足跟痛半年。

现病史：患者半年前由于劳累出现偏头痛，胸闷，伴有腿麻、足跟痛、心烦、心悸等症状。经多方治疗，未能见效。后经人介绍请朱老师诊治。刻下症：偏头痛，肩痛，胁痛，腿麻，足跟痛，胸闷，心悸，腰酸困，舌暗、苔白，脉沉弱。彩超示：颈内动脉、椎动脉、基底动脉痉挛。

辨证：肾虚督空，瘀血阻络。

治法：补肾固督，活血通络。

处方：葛根 7g，桂枝 5g，赤芍、白芍各 5g，鹿角胶囊 4 粒，桃仁、红花各 5g，川芎 5g，地龙 4g，白芷 4g，决明子 5g，白蒺藜 5g，淫羊藿 5g，络石藤 5g，细辛 3g，通草 3g，吴茱萸 4g，荜茇 4g，水蛭胶囊 4 粒，土鳖虫胶囊 4 粒，徐长卿 7g，补骨脂 5g，骨碎补 5g，甘草 2g。7 剂，水煎服，每日 1 剂。并嘱患者轻活动、慢低头，颈部热敷。

2007 年 2 月 5 日二诊：患者服药后颈部稍觉轻松，偶有头痛，舌暗、苔白，脉沉弱。上方加蜈蚣胶囊 2 粒、杜仲 5g、川续断 5g，7 剂，水煎服，每日 1 剂。

2002 年 2 月 19 日三诊：患者服药后颈部症状消失，胸闷心悸、肩痛好转，腿较前有力、活动灵活，全身痒，每日晨起后头晕，舌质红、苔白，脉沉弱。继予二诊方 21 剂，水煎服，每日 1 剂。

按：朱老师认为，本患者由于劳累日久，颈部劳损，损及督脉。督脉主一身之阳，而大椎穴又为十二经交会之所，故可累及十二经脉。因血脉闭阻，脑府失养，而出现偏头痛。督脉空虚、瘀血阻络，筋骨肌肉失养而致腿麻、足跟痛。辨证为肾精不足，督脉空虚，瘀血阻滞。方用温督通痹方为主，加杜仲、补骨脂、骨碎补，补骨生髓，温肾壮督；淫羊藿、络石藤、徐长卿温阳通络、祛风止痛；细辛、通草、吴茱萸、荜茇温阳通经，促进血行，增强原方通络之效；决明子、白蒺藜平肝定眩。经过上述治疗，诸症明显好转。

例2：张某，女，49岁，2007年5月17日初诊。

主诉：头晕、头痛1个月余。

现病史：患者自述诊断为颈椎病5年余，期间采用针灸、按摩、牵引等多种方法治疗，效果不明显。近日突然头痛、头晕，求诊于朱老。刻下症：右侧偏头痛，头晕，心悸，胸憋气紧，眠差，纳少，大便2次／日，舌淡、胖大、苔薄，脉弦。

辨证：督脉空虚，瘀血阻络，风阳上扰。

治法：补肾固督，活血通络，平肝熄风。

处方：葛根7g，桂枝5g，赤芍、白芍各5g，鹿角片5g（先煎），桃仁、红花各5g，川芎5g，地龙4g，白芷4g，水蛭胶囊4粒，土鳖虫胶囊4粒，甘草2g，天麻3g，钩藤5g（后下），僵蚕4g，细辛3g，通草3g，吴茱萸4g，荜茇4g，全蝎胶囊2粒。7剂，水煎服，每日1剂。

2007年5月24日二诊：服药后，患者右侧头痛、睡眠较之前改善，舌红、苔白，脉沉。继予前方7剂，水煎服，每日1剂。

2007年6月2日三诊：患者头痛除，伏案工作稍长则项痛，睡眠差，舌红、苔白，脉沉。处方：葛根7g，桂枝5g，赤芍、白芍各5g，鹿角片5g（先煎），桃仁、红花各5g，川芎5g，地龙4g，白芷4g，水蛭胶囊4粒，土鳖虫胶囊4粒，甘草2g，天麻3g，钩藤5g（后下），僵蚕4g，威灵仙5g，络石藤5g，徐长卿7g，制何首乌6g，首乌藤7g，栀子5g，莲子心3g，石菖蒲4g，远志4g，煅龙骨、煅牡蛎各7g（先煎）。7剂，水煎服，每日1剂。

2007年6月9日四诊：患者睡眠好转，其余症状未再出现。予三诊方加丹参5g、姜黄5g、珍珠母7g（先煎）、石决明7g（先煎）。7剂，水煎服，每日1剂。

按：由于患者以头晕头痛为主症，朱老师认为此类型的颈椎病兼有肝阳上亢、化风上扰清窍，故在温督通痹方的基础上加以天麻、钩藤、僵蚕平肝熄风止眩；佐以细辛、通草、吴茱萸、荜茇助阳温通、行气活血，更增全蝎搜剔走窜，增强原方通络活血的功效。在三诊时出现寐差，加何首乌、首乌藤养心安神，栀子、莲子心清心安神，石菖蒲、远志开窍化痰、安神定志，煅龙骨、煅牡蛎、珍珠母、石决明平肝潜阳、镇静安神；加入威灵仙、络石藤、徐长卿、姜黄祛风除湿、通络止痛。本案在经验方基础上，根据患者兼挟症状配伍经验药组，各药剂量虽小，但合和而成方，力专效宏，且长期服用不会产生毒副作用，体现了以小剂量药组作为加减用药单元的优势。

例3：朱某，女，40岁，2002年7月19日初诊。

主诉：颈部僵硬，伴腿软无力、活动不利半年。

现病史：患者半年前出现颈僵腿软，不能下床活动，经中西医多方治疗无效。CT示：C2-6间盘疝，C4-6椎管狭窄，颈椎骨质增生，腰椎退行性改变，L3-5椎间盘突出，椎体及关节增生。刻下症：颈僵，腿软无力，难以下床活动，腰酸困，手脚指麻木，时有气短、心慌，月经不规律。舌暗、苔白，脉沉弱。

辨证：督脉阳虚，瘀血阻络。

治法：通阳固督，活血通络。

处方：葛根7g，桂枝5g，赤芍5g，白芍5g，鹿角胶囊4粒，桃仁5g，红花5g，川芎5g，地龙4g，白芷4g，寻骨风5g，青风藤5g，水蛭胶囊4粒，土鳖虫胶囊4粒，蜈蚣胶囊2粒，甘草2g，徐长卿7g，补骨脂4g，骨碎补5g，杜仲5g。14剂，水煎服，每日1剂。

2002年8月2日二诊：服药后患者颈部稍觉轻松，腿软乏力改善，可以下床活动。舌暗、苔白，脉沉弱。上方加熟地黄6g、枸杞4g、肉苁蓉4g、巴戟天4g、狗脊5g，水蛭胶囊加至6粒，土鳖虫胶囊加至6粒，蜈蚣胶囊加至4粒。30剂，水煎服，每日1剂。

2002年10月31日三诊：患者以上方连服3个月，双腿较前有力、灵活，诸症好转。上方改水蛭胶囊4粒，蜈蚣胶囊2粒，土鳖虫胶囊4粒，续服2个月。

按：本案患者属脊髓型颈椎病，此为颈椎间盘疝及椎管狭窄导致的轻瘫，因筋骨肌肉失养，已成痿证。朱老认为，其椎管狭窄至少已至1cm以内，加之局部有炎症、水肿加剧压迫，故而临床症状较重。辨证为肾精不足，督脉空虚，风、痰、湿、瘀痹阻经络。故方中用鹿角、狗脊、巴戟天、肉苁蓉、熟地黄、骨碎补等主入督脉肾经之药，加强补肾壮督、温阳益精填髓功效，以治病求本。其次，久病入络，经脉瘀阻，风寒湿停着，故佐以化瘀通络的虫类药和祛风湿止痹痛药。本案患者患病时已截瘫在床，服用药物治疗两周后就已经能下床活动，说明中药治疗颈椎病虽然不能使其器质性病变彻底治愈，但可缓解因颈椎间盘疝、颈椎骨质增生及椎管狭窄导致局部炎症、水肿，进而改善脊髓长期压迫引起的各种症状，有助于提高患者生存质量。同时，对于脊髓型颈椎病，治疗的重点在于督脉和太阳经，必要时可加用血肉有情之品，如猪脊髓、牛脊髓等。

例4：王某某，女，61岁，2008年11月27日初诊。

主诉：间断性头晕3年，加重1个月。

现病史：患者诉3年前无明显诱因出现间断性头晕，恶心，经检查确诊为椎动脉型颈椎病，颈椎间盘疝（具体诊治不详）。近1个月因劳累后病情加重。刻下症：头晕，恶心，视物旋转，颈、肩、背疼痛，余未述其他不适。舌质暗、苔白，脉沉弱，查体双侧肩颈肌肉紧张，左侧压痛（++）。

辨证：肾督亏虚，痰瘀阻络，肝阳上亢。

治法：补肾通督，化痰活血，平肝潜阳。

处方：葛根9g，桂枝5g，赤芍5g，白芍5g，鹿角片5g（先煎），桃仁5g，红花5g，川芎5g，地龙4g，白芷4g，天麻3g，钩藤5g（后下），僵蚕4g，片姜黄5g，桑枝5g，水蛭胶囊4粒，土鳖虫胶囊4粒，全蝎胶囊4粒，甘草2g。7剂，水煎服，每日1剂。

2008年12月4日二诊：患者述服药后头晕较前减轻，现视物不转，仍肩颈痛，颈项及后脑疼痛，晨起胃胀，二便调，舌质淡暗、苔白，脉沉弱。初诊方去全蝎胶囊，加威灵仙5g、海风藤5g、徐长卿7g。7剂，水煎服，每日1剂。

2009年1月15日三诊：患者服药后头痛白天明显缓解，夜间疼，耳内痛，眠差，纳可，二便调。舌质淡暗、苔薄白，脉沉弱。二诊方减天麻、钩藤、僵蚕、片姜黄、桑枝，加白蒺藜 5g、白菊花 5g、女贞子 6g、墨旱莲 6g、珍珠母 7g（先煎）、石决明 7g（先煎）、蜈蚣胶囊 4 粒、全蝎胶囊 4 粒。14 剂，水煎服，每日 1 剂。

按： 椎动脉型颈椎病中可归属于中医"眩晕""头痛""痹证"等范畴。该患者初诊以眩晕为主症，辨证为肾督亏虚、痰瘀阻络、肝阳上扰、清窍失养。治宜补肾通督、化痰活血、平肝潜阳，拟温督通痹汤合天麻钩藤饮加减。通督活血、解痉舒筋的同时，加以滋水涵木之女贞子、墨旱莲，天麻、钩藤、僵蚕、白蒺藜、菊花、珍珠母、石决明等平肝定眩，因辨证精当，故很快获效。

例 5： 王某某，女，72 岁，2010 年 2 月 1 日初诊。

主诉：胸闷、心悸、气短 2 年余，加重伴烦躁、失眠、头胀痛 2 个月余。

现病史：患者自诉两年前无明显诱因出现胸闷、心悸、气短，自服药物治疗，症状未见明显改善。近 2 个月症状加重，并伴有烦躁、失眠、头胀痛。既往有慢性支气管肺炎 15 年。刻下症：胸闷，心慌，烦躁，气短，失眠，头胀痛，食后胃胀，纳差，下肢无力。面色暗，舌质暗、苔白，脉沉细。2009 年 12 月 25 日心彩超示：（1）各房室腔不扩大；（2）室间隔运动减弱；（3）左室腔假腱索；（4）各瓣口未见反流；左室舒张功能减低。胃镜示：浅表性萎缩性胃炎。颈椎 X 片示：生理曲度变直，椎间隙变窄。

辨证：肾督亏虚，瘀血阻络，心神失养。

治法：补肾通督，活血止痛，清心安神。

处方：葛根 9g，桂枝 7g，赤芍 7g，白芍 7g，鹿角片 7g（先煎），桃仁 7g，红花 7g，川芎 7g，丹参 7g，地龙 6g，威灵仙 7g，海风藤 7g，徐长卿 10g，细辛 4g，通草 4g，吴茱萸 6g，荜茇 6g，龙眼肉 6g，炒枣仁 6g，五味子 6g，生龙骨 10g（先煎），生牡蛎 10g（先煎），栀子 7g，莲子心 5g，石菖蒲 6g，远志 6g，珍珠母 10g（先煎），石决明 10g（先煎），水蛭胶囊 4 粒，土鳖虫胶囊 4 粒，甘草 2g。7 剂，水煎服，每日 1 剂。

2010 年 2 月 8 日二诊：患者述服药后头胀痛、心悸、减轻，失眠好转，仍烦躁、头晕易惊，下肢无力，纳差，食后胃胀。面色暗，舌质暗、苔白，脉沉细。初诊方加白菊花 5g、白蒺藜 5g、骨碎补 5g、补骨脂 5g。14 剂，水煎服，每日 1 剂。兼服胃肠Ⅱ号，每次 30 粒，每日 3 次。

2010 年 3 月 1 日三诊：患者服药后服药后烦躁、惊悸、失眠、下肢无力明显缓解，夜间胸闷，眼干，食后胃胀、嗳气。面色暗，舌质暗、苔白，脉沉细。二诊方去白菊花、白蒺藜、威灵仙、海风藤、徐长卿、细辛、通草、吴茱萸、萆薢、龙眼肉、炒枣仁、五味子、生龙骨、生牡蛎、栀子、石菖蒲、莲子心、远志、骨碎补、补骨脂，加白芷 5g、天麻 4g、钩藤 7g（后下）、僵蚕 6g、龙胆草 4g、柴胡 7g、黄芩 7g、生地黄 6g、女贞子 6g、墨旱莲 6g。14 剂，水煎服，日 1 剂。

2010 年 3 月 15 日四诊：患者服药后心脏及头部症状基本消失。改予颈椎Ⅱ号，每次 30 粒，每日 3 次；胃肠Ⅱ号，每次 30 粒，每日 3 次。

按： 该患者以心脏、头部症状为主，伴有下肢无力，虽无颈、肩、背部症状，但朱老师认为是交感神经受颈椎病变刺激所引起。因此，此类心悸、胸闷、失眠等心系疾病，朱老师常常从颈椎病论治而获得理想疗效。中医辨证仍属肾督亏虚、瘀血阻络、气滞血瘀，而致心神失养。治宜补肾通督、活血止痛为主，同时针对心神失养，加用清心安神之品，获得良效。另外，由于肝血亏虚，易致阴虚阳亢，虚火上炎，故头晕、眼干，随证加用清泻肝胆、滋养肝肾、平肝潜阳之品。针对患者中气不足，纳差腹胀，佐以补中升阳之胃肠Ⅱ号。亦可以增强汤药方升举阳气、活血通经的效果。

例 6： 张某某，女，37 岁，2010 年 3 月 23 日初诊。

主诉：耳鸣、耳聋 3 个月余。

现病史：患者诉 3 个月前无明显诱因出现耳鸣、耳聋，求治内蒙古某三甲医院耳鼻喉科。西医诊断为神经性耳聋，给予神经营养药物未见明显改善。遂求治于中医，经人介绍来朱老处就诊。刻下症：耳鸣，耳聋，颈部不适，手麻，肩困，偶尔心慌、胸闷，口苦，纳可，二便调。舌质暗、苔薄黄白，脉弦涩。查双侧肩颈肌肉紧张，压痛（＋）。

辨证：肾督阳虚，痰瘀阻络，肝阳上亢。

治法：通督活血，化痰理气，平肝潜阳。

处方：葛根 7g，桂枝 5g，赤芍 5g，白芍 5g，鹿角片 5g（先煎），桃仁

5g，红花 5g，川芎 5g，地龙 4g，白芷 4g，天麻 3g，钩藤 5g（后下），僵蚕 4g，龙胆草 3g，柴胡 5g，黄芩 5g，五味子 4g，磁石 5g（先煎），珍珠母 7g（先煎），石决明 7g（先煎），水蛭胶囊 4 粒，土鳖虫胶囊 4 粒，全蝎胶囊 2 粒，甘草 2g。7 剂，水煎服，每日 1 剂。

2010 年 3 月 30 日二诊：患者述服药后耳鸣减轻，听力渐有恢复，心慌、胸闷、口苦均缓解，仍见颈部不适，手麻，肩困。舌质暗、苔薄黄，脉弦涩。初诊方加威灵仙 5g、海风藤 5g、徐长卿 7g、细辛 4g、通草 4g、吴茱萸 6g、荜茇 6g、补骨脂 5g、胡桃肉 5g。28 剂，水煎服，每日 1 剂。

2010 年 4 月 28 日三诊：患者述服药后耳鸣消失，听力基本恢复，颈部不适、手麻、肩困减轻，耳后疼痛。舌质暗苔薄黄，脉弦涩。守二诊方。7 剂，水煎服，每日 1 剂。

按： 该患者虽无明确 X 线诊断"颈椎病"，但根据其临床表现，朱老认为其耳鸣、耳聋应该从照颈椎病论治，病机主要为肾督不足、痰瘀阻络、肝阳上亢，治以温阳通督、化痰活血、清肝潜阳为主。本例耳鸣、耳聋为虚实夹杂之证，故在温督活血、调补肝肾基础上，辅以疏肝理气、清肝泻火的治疗，疗效显著。

例 7： 赵某某，男，48 岁，2008 年 12 月 11 日初诊。

主诉：小脑萎缩 2 年，肢体运动不利。

现病史：患者诉从 2006 年 3 月起无明显诱因出现手指麻木、僵硬，肩部不适，进而出现口眼歪斜，行走不利，就诊于内蒙古自治区某三甲医院，经检查诊断为"小脑萎缩"。近 1 年症状逐渐加重。刻下症：头晕、头痛，目眩，颈部僵硬、活动受限，上肢麻木，行走不利，时胸憋闷，心悸，乏力，寐差，舌暗红、苔白，脉沉弱。MRI：双侧小脑半球及小脑蚓部脑沟增宽，脑池未见异常改变。颈部 X 片提示：颈椎 5-6 骨质增生。心电图示：左室高压，不完全右束支传导阻滞。

辨证：肾精亏虚，肝阳上逆，脉络瘀阻，肌肉筋脉失养。

治法：活血通阳，益精生髓，平肝熄风。

处方：葛根 7g，桂枝 5g，赤芍 5g，白芍 5g，鹿角片 5g（先煎），桃仁 5g，红花 5g，川芎 5g，地龙 4g，白芷 4g，白蒺藜 5g，天麻 5g，钩藤 7g

（后下），僵蚕 4g，熟地黄 10g，龟甲 7g（先煎），生龙骨 10g（先煎），远志 6g，石菖蒲 6g，补骨脂 6g，骨碎补 7g，胡桃肉 6g，蜈蚣 7g，全蝎胶囊 4 粒，土鳖虫胶囊 4 粒，水蛭胶囊 4 粒，甘草 2g。7 剂，水煎服，日 1 剂。

2009 年 1 月 8 日二诊：患者服药 4 周，头晕、头痛、目眩减轻，行走较前改善，仍上肢肩部不适，眼干，视物不清，夜间有时发热。舌暗、苔白，脉沉。初诊方减全蝎胶囊，加白菊花 5g、黄柏 5g、茺蔚子 5g、谷精草 5g、木贼 5g、珍珠母 7g（先煎）、石决明 7g（先煎），蜈蚣用量改为胶囊 2 粒。7 剂，水煎服，每日 1 剂。

按： 该案例患者是脑萎缩、颈椎病相兼为病，属于中医学"痿证"和"痹证"范畴。朱老师认为关键病机在于督脉阳气不足，风寒湿邪侵袭经脉，导致气滞血瘀、痰瘀阻络。日久清气不能上升，精血失于滋养，肌肉筋脉无力，渐形肢体痿废而不利。故用温督痛痹汤合孔圣枕中丹加减治疗。同时，针对头晕、头痛，佐用补益肝肾、平肝熄风之法。并嘱患者在汤剂取得初步疗效后，可将处方药制成丸剂，长期服用，以有效控制病情进展。

四、克痰定喘方

【组成】南沙参 4g，麦冬 4g，五味子 4g，熟地黄 4g，当归 4g，陈皮 3g，法半夏 4g，茯苓 4g，党参 5g，炒白术 5g，甘草 2g。

【功效】益气养阴，补肺健脾，滋肾化痰。

【主治】咳喘，包括慢性气管或支气管炎，肺气肿、肺心病、肺癌等慢性呼吸系统疾病。症见咳嗽咯痰，或久咳难愈，气喘，动则喘甚，纳少不思食，舌苔白腻等。

【方解】

咳嗽与气喘关系密切，常同时出现，是临床中的常见病症。以咳嗽为主者，多见于急慢性支气管炎及其他呼吸系疾患；气喘是呼吸急迫困难，甚则张口抬肩、鼻翼煽动，多见于支气管哮喘和心肺疾患伴有呼吸困难者。关于咳喘的论述最早见于《内经》。《素问·咳论》云："肺之令人咳，何也？岐伯对曰：五脏六腑皆令人咳，非独肺也。"《灵枢·五阅五使》云："肺病者喘息鼻张。"《素问·大奇论》云："肺之壅喘而胀满。"明确指出咳喘的症状，及产生的原因主要在于五脏功能失调。关于辨证，《景岳全书·咳嗽篇》云："咳嗽一证，窃见诸家之论太繁，皆不得其要，多致后人临证莫知所从，所以，治难得效，以余观之，则咳嗽之要，止惟二证。何为二证？一曰外感，二曰内伤，而尽之矣。"又云："实喘者有邪，邪气实也；虚喘者无邪，元气虚也。"《诸病源候论》云："虚劳之病，或阴阳俱伤，或血气偏损，今是阴不足，阳有余，故上气也。"说明肺阴亏虚、阴虚火旺是导致虚劳咳喘的重要机制之一，并伴见鼻干咽燥、咳嗽、口干欲饮等症；肺失宣降，导致痰浊蕴结化热，出现痰黄难咯、胸憋喘促。朱老师结合内蒙古当地的气候特点和多年来的临床体会，认为慢性气管炎、肺气肿、肺心病、肺癌等，根据临床主要表现可归属于中医喘证范畴，多由风寒燥邪外侵，鼻部和咽部屏障受损，人体正气驱邪无力而致正虚邪恋，每由气候突变而反复，以冬春二季尤为突出。久咳致肺气阴亏耗，子盗母气，脾气亦虚，脾为生痰之源、肺为贮痰之器，导致肺脾两虚而痰湿内蕴。若久咳不愈，金水不能相生，穷必及肾，咯痰较多，则必致虚喘。故慢性咳喘病机特点以凉燥内伤、肺阴亏耗、脾失健运、肾不纳气为主。同时，中医理论认为，燥湿可以互化，故针对痰多之证，既可以燥湿以化痰，又可以润燥以化痰，两种治法均有效。且"肺为娇脏，喜润恶燥"，若临床过燥其湿，反而易致伤阴而生痰。因此，主方选用沙参生脉饮合金水六君煎加减。此为滋肾益肺、健脾化痰之法，金水相生，坤土健运，则气降痰消。

【加减】

1. 对于慢性咳喘感冒后合并气管和肺部炎症急性发作者，多为风寒束表、外寒内饮证，可合入三拗汤（麻黄 3g、杏仁 3g、甘草 2g）；风寒束表较重，伴有发热恶寒，无汗而喘，咯痰清稀者，可合入小青龙汤（麻黄 3g、桂枝 3g、细辛 3g、五味子 4g、白芍 4g、干姜 3g、法半夏 4g、炙甘草 2g）。

2. 咳喘气急，咯痰色黄，或黄脓难咯者，加鱼腥草 7g、黄芩 7g，清肺泄热；或加薏苡仁 6g、皂角子 5g、冬瓜子 7g，化痰排脓。

3. 老年肺气肿患者，肺气久伤，长期咳嗽迁延不愈或反复发作，导致肺功能衰退，肺体虚满而胀，呼吸气短或喘，浅表而不纳，应归属为中医肾不纳气范畴，治疗当以补肾纳气为主，可加入参蛤散 3g、补骨脂 6g、核桃仁 7g。

4.肺部结节或肿瘤者，可加山慈菇 5g、生薏苡仁 5g、莪术 5g、白石英 7g（先煎），化痰散结；或加山豆根 5g、半枝莲 7g、白花蛇舌草 7g，解毒抗癌。

【验案举隅】

例1：刘某，女，68 岁，2006 年 9 月 25 日初诊。

主诉：慢性支气管炎 10 余年，喘促加重 7 天。

现病史：患者自述患有慢性支气管炎 10 余年，常有咳嗽伴哮喘，每年季节更替时易发作，曾断断续续使用过中西医多种治疗方法。1 周前因气候突变而出现咳嗽气喘加重，在二级医院呼吸科就诊检查，胸部 X 线片示：右肺门处有一 3cm×4.5cm 大小的团块状阴影。诊断为：肺部感染、哮喘、肺癌？刻下症：鼻干咽燥，痰黄难咯出，胸憋喘促，口干欲饮，小便频数，大便干，舌暗红、苔薄黄而干，脉弦细。

辨证：肺燥阴亏，痰瘀互结。

治法：清肺养阴，活血化痰散结。

处方：南沙参 4g，麦冬 4g，五味子 4g，熟地黄 4g，当归 4g，陈皮 3g，法半夏 4g，桃仁、红花各 5g，山慈菇 5g，冬瓜子 5g，芦根 7g，生牡蛎 7g（先煎），甘草 2g，莪术 5g。14 剂，水煎服，每日 1 剂。

2006 年 10 月 12 日二诊：患者咳嗽、喘促减轻，痰色变淡，舌暗红、苔薄黄。上方加茯苓 4g。7 剂，水煎服，每日 1 剂。

2006 年 10 月 30 日三诊：患者间断服药，现偶有咯黄痰，咳嗽，舌暗红、苔薄黄。继服二诊方 14 剂，水煎服，每日 1 剂。

2006 年 11 月 20 日四诊：药后患者症状减轻大半，嘱继续服药，平时注意防寒保暖，预防感冒，舌红、苔薄白。继服二诊方 14 剂，水煎服，每日 1 剂。

按：本例患者为慢性支气管炎急性发作，由于病程日久，患者正气不足，气阴两虚，导致痰浊内蕴，朱老师采用清肺养阴、化痰散结之法进行治疗，并考虑病程日久可及于络脉，所以兼以活血以除陈疾，方选克痰定喘方加减。方中沙参、麦冬、熟地黄肺肾两补、金水相生、养阴润肺；陈皮、法半夏、茯苓燥湿化痰；桃仁、红花、当归活血通络、降气平喘；山慈菇、冬瓜子、莪术、生牡蛎化痰散结，治疗肺门部团块状阴影；芦根、五味子养阴润肺、敛阴止咳，甘草调和诸药。由于辨证准确，服药后效果明显，所以在复诊过程基本守方不变。

例2：贾某，男，74岁，2007年4月2日初诊。

主诉：咳嗽伴痰中带血半个月余。

现病史：患者既往曾患心肌梗死，高血压病，目前咳嗽，气喘，尤其以晚上咳嗽甚，痰不利，偶带血丝，声音轻度嘶哑，胸痛，气短，饮食差，乏力。CT示：左肺上叶中央型肺癌，未见明显转移灶。舌淡、苔白腻，脉弦涩无力。

辨证：脾肺两虚，肾不纳气，痰瘀互结。

治法：健脾益气，滋肾化痰，活血消癥。

处方：熟地黄4g，当归4g，陈皮3g，法半夏4g，茯苓4g，山豆根5g，山慈菇5g，莪术5g，生薏苡仁4g，板蓝根7g，桃仁、红花各5g，白石英7g（先煎），甘草2g。21剂，水煎服，每日1剂。

2007年4月23日二诊：患者服药后咳嗽、胸痛减轻，仍干咳有血丝，大便干，舌淡、苔白腻，脉弦涩无力。处方：南沙参4g，麦冬4g，五味子4g，熟地黄4g，当归4g，陈皮3g，法半夏4g，枳壳3g，茯苓4g，山豆根5g，山慈菇5g，莪术5g，生薏苡仁4g，板蓝根7g，桃仁、红花各5g，白石英7g（先煎），甘草2g。14剂，水煎服，每日1剂。

2007年5月7日三诊：患者咳嗽、胸痛续有减轻，偶有脓痰，咯血丝消失，大便通畅，饮食增进，乏力，舌淡、苔白，脉细无力。处方：南沙参4g，麦冬4g，五味子4g，熟地黄4g，当归4g，陈皮3g，法半夏4g，枳实3g，竹茹3g，茯苓4g，山豆根5g，山慈菇5g，莪术5g，生薏苡仁4g，半枝莲7g，桃仁、红花各5g，白石英7g（先煎），珍珠母7g（先煎），石决明7g（先煎），甘草2g。14剂，水煎服，每日1剂。

2007年5月21日四诊：药后患者咳喘、咯痰、胸痛愈，身软乏力较明显，舌淡、苔白，脉细无力。改予补中益气，培土生金，兼以化痰散结。予补中抗癌方加减，处方：黄芪20g，党参15g，炒白术10g，当归10g，柴胡7g，升麻7g，沙参6g，麦冬6g，五味子6g，麻黄4g，杏仁4g，桂枝4g，鱼腥草10g，黄芩10g，珍珠母10g（先煎），石决明10g（先煎），山豆根 7g，山慈菇 7g，莪术 7g，白石英 10g（先煎），甘草 3g，半枝莲 15g。21 剂，水煎服，每日 1 剂。

2007 年 6 月 12 日四诊：服前方后体力增强，咳喘、咯血未作，纳眠便均可，继服上方 21 剂。

2007 年 7 月 6 日五诊：患者诸症未作，病情稳定，嘱将 5 月 21 日方制成丸药，坚持服用 3 个月。后随访患者，病情一直稳定。随访至 2015 年，患者已健康生活 7 年。

按：本例患者脾肺两虚，肾不纳气，痰瘀互结，故见咳嗽咯血、动则气喘，初诊用金水六君煎健脾益气、培土生金，并少佐活血化痰消癥之品。二诊时因患者正气较虚、气阴不足，故又合入沙参生脉饮。沙参生脉饮为朱老师治疗气阴两虚型咳喘常用方。本方益气养阴、敛肺止咳功效较著，尤其适合高年肺肾两虚患者。四诊在病情稳定的基础上，应用补中抗癌方加减，重点用补中益气汤合沙参生脉饮补益后天、培土生金，麻黄汤加鱼腥草、黄芩宣肃肺气以复肺职，并佐以攻坚散结解毒抗癌之品。待病情稳定后，改汤为丸，疗效确切。

例 3：齐某某，男，69 岁，2011 年 9 月 1 日初诊。

主诉：反复咳嗽、气喘胸痛半年，加重半个月。

现病史：患者 2005 年曾患脑梗。2010 年春天行肺癌切除术，2011 年 3 月，因感冒不愈，出现胸痛，在本地医院检查发现胸腔积液，经抗生素等治疗后痊愈（具体用药不详），以后又反复发作 2 次。患者 2 周前再次因感冒出现胸痛、咳嗽、气喘，求诊内蒙古医院检查，诊断为：肺癌术后、胸腔积液（右侧）。经住院治疗，病情缓解出院。刻下症：胸痛、右侧甚，咳嗽、气喘，夜间加重，咯痰，色白有泡沫，精神不振，纳差，二便可，眠差。舌质淡、苔白，脉沉细。

辨证：肺脾肾气阴两虚，湿毒内蕴，脉络瘀阻。

治法：补中益气，益肺滋肾，理气化痰，泻肺逐饮。

处方：黄芪 15g，党参 10g，炒白术 7g，当归 7g，柴胡 5g，升麻 9g，南沙参 6g，麦冬 6g，五味子 6g，熟地黄 6g，陈皮 6g，法半夏 6g，茯苓 6g，木香 4g，白豆蔻 3g（后下），葶苈子 5g（包煎），甘草 4g。7 剂，水煎服，每日 1 剂。

2011年9月8日二诊：患者服药后咳嗽、气喘、气短减轻，泡沫痰减少，仍精神不振，胸部隐痛不适，纳差，二便调。舌质淡、苔白，脉沉细。一诊方去党参，改为白参10g（另煎），加山豆根5g、山慈菇5g、生薏苡仁4g、莪术5g、半枝莲7g、白花蛇舌草7g、白英7g。7剂，水煎服，每日1剂。

2011年9月15日三诊：患者述服药期间，基本没有明显胸痛、气喘、气短及咯痰，咳嗽较前明显减轻，精神好转，食欲增加，二便调。舌质淡、苔白，脉沉细。二诊方去白英，其他药物不变。继用7剂，水煎服，每日1剂。

2011年9月21日四诊：患者服药后病情明显改善，现已无咳嗽、咯痰，行走过多偶感气短略喘，精神转佳，纳可眠安，二便调，近两日时有嗳气，舌质淡、苔白，脉沉细。三诊方去葶苈子，陈皮减为3g，法半夏、茯苓减为4g，加丁香2g、柿蒂4g。7剂，水煎服，每日1剂。

按： 朱老师认为，患者肺癌术后出现的胸腔积液，病机主要责之于重病之后，肺脾虚弱，气血化生不足，水饮瘀滞，邪毒蕴结，病性本虚标实。复因感外邪，肺气失于宣肃，津液不能布散，而致饮邪停留胸胁，饮停气滞故胸痛，肺气亏虚上逆故气短、气喘，痰饮蓄肺则咯痰，甚则痰中大量泡沫，当属悬饮。综合考虑，辨治应重在固本培元为主。故初诊时患者虽咳喘甚、胸腔积液，但以正虚较为明显，因此以补中益气汤合克痰定喘方，并佐以理气化痰、泻肺逐饮。二诊时则立法补泻兼施，换用白参大补元气、生津安神，同时加用山豆根、山慈菇、生薏苡仁、莪术、半枝莲、白花蛇舌草、白英解毒散结、活血消癥之品。待病情稳定后，三、四诊则去掉苦寒通泻的白英、葶苈子，以免损伤正气。同时加用丁香、柿蒂增强温中补虚之力，并降胃气之逆以止嗳气。对于癌症及癌症术后各病证的治疗，朱老师注重扶助正气，多以补中益气汤合生脉饮加减，并随证加用解毒散结、活血化瘀药物，标本兼治。

五、通脉养心方

【组成】黄芪15g，桂枝7g，桃仁7g，红花7g，川芎7g，地龙4g，葛根 7g，毛冬青 7g，党参 6g，麦冬 6g，五味子 6g，补骨脂 6g，炒酸枣仁 6g（打碎），生龙骨、生牡蛎各 7g（先煎），土鳖虫胶囊 4 粒，水蛭胶囊 4 粒，炙甘草 2g。

【功效】温阳补火，益气养阴，活血通脉。

【主治】冠心病，心功能代偿不全Ⅰ～Ⅲ级，心肌炎后遗症，肺心病，心脏神经官能症。症见心悸胸憋，动则气短，口唇瘀暗，失眠，夜间端坐呼吸，下肢浮肿，舌瘀暗，舌下络脉曲张瘀紫，脉涩无力，或伴结、代。

【方解】

1965 年冬天，朱老师因参加巡回医疗救治克山病，来到内蒙古自治区呼伦贝尔市的莫力达瓦达斡尔族自治旗。克山病是一种原因不明的地方性心肌病，以心肌损伤致功能衰退为主要表现，导致心肌实质变性，坏死和纤维化交织在一起，心脏扩张，患者心衰反复发作，丧失劳动能力。朱老师结合本地的实际情况，参考上海名医沈宝善治疗风心病的经验方，将桂枝、桃仁、红花各等分，研磨成散剂，每包 10g，在居住的村庄（约 100人）普遍投药，经服药防治后，竟取得了较好的效果。在医疗队给药的治疗点上发病人数明显下降。有些每冬要发作五六次的病人，用药后复发明显减少，有的只发作一次。特别是较重的患者，已经出现慢性心衰、肝肿大的患者，服药治疗后居然能够从事挑水等一般劳动。温阳活血通脉法启发了朱老师治疗心脏疾病的思路。

朱老师认为，心为火脏，为人体精神、意识、思维活动的主宰。故人身之阳气以心火为根本，心是生命之源。心脏的功能可概括为两个方面，即心主血和心主神。其中以心阳为主导。虚损积劳累及于心，是导致心脏功能不足或受损的主要原因，其中以心阳不足为主导，心阳无以温化推动则心气虚，心气虚则心脏搏动无力，导致血液运行不利，血滞而血瘀，如此又会导致心脏搏动代偿性的加剧，进而导致心气心阳消耗过度、心阴心血耗伤。若心阳心气久久不能复原，过度消耗，最终导致心脏功能失代偿而发生心力衰竭。此时，心气心阳又会加重消耗而出现恶性循环。此外，其他疾病如高血压性心脏病（外周循环阻力增大，体循环阻力增加）、肺源性心脏病（肺动脉高压导致肺循环阻力增加）、动脉硬化等，往往导致外周血液循环阻力增加，血液运行受阻，心血瘀阻，而加剧了心阳心气的过度消耗和心阴心血的耗伤，日久亦可导致心力衰竭。综合以上几个方面，共同病机是心阳心气不足、血运不畅而血瘀、心之阴血耗伤，故心脏病的基本病机为：心气、心阳不足为本，血瘀为标，为本虚标实证。临床所见，心脏病脉象多为大脉，大而有力，但后继力不足，多主虚证，即是其明征。

综合以上认识，朱老师拟定通脉养心方，方以黄芪、桂枝、桃仁、红花为基础，使心气、心阳得复，瘀血得化。佐以人参、麦冬、五味子之益气滋阴复脉，使心之气血互根互用、气血阴阳均得调养。《难经》言："命门者，诸神精之所舍，原气之所系也。"张介宾在《类经附翼》中解释道："此命门之水火，即十二脉之化源。故心赖之，则君主以明。"即指人身之火一分为二，先天之火——肾火（又称天火、命门之火，也有谓相火）和后天之火——心火（又称人火、君火），而心火是根于肾火。因此，朱老师根据"肾藏真阳助心火"以及"子能令母实"的理论，加入补骨脂补命火，配合黄芪、桂枝以增强益气温通，使得心阳鼓舞有力。补骨脂伍桂枝作用有二：一取补骨脂温补肾阳以助桂枝温通心阳，从而增进全方温通活血之力；其二，二者相合，一上一下，促进心肾交通、水火既济，对全方起到画龙点睛的作用。复加川芎、地龙、水蛭、土鳖虫等，加强活血化瘀、通经活络之力，与补气温阳药共奏恢复气血运行之效；增入龙骨、牡蛎、炒枣仁，与桂枝组成桂枝龙骨牡蛎汤，调补阴阳、养心宁神；佐以葛根、毛冬青升阳通脉，扩张冠状动脉、改善心脏血液循环。全方中西医病机病理合璧，用药切中机要，心脏之气血阴阳得养，脉络畅通，君主之令自行。

【加减】

1. 伴有期前收缩、心房颤动等心律失常者，加苦参 7g、姜黄 5g、仙鹤草 7g。

2. 病毒性心肌炎，心肌酶不降，伴有心火旺盛者，加竹叶 4g、赤芍 5g、通草 4g、大青叶 5g、栀子 3g、莲子心 3g、牡丹皮 4g。

3. 伴有心阳不足，胸脊冷痛、胃寒胃痛、四末不温者，加细辛 3g、通草 3g、吴茱萸 6g、荜茇 6g。

【验案举隅】

例1：韩某，女，73 岁，2004 年 11 月 8 日初诊。

主诉：心悸、胸闷、气短 10 余年，近日加重。

现病史：患者心悸、胸闷、气短多年，发作时胸部如石压，劳累后加重。11月6日心脏彩超：冠心病，主动脉硬化，心脏收缩功能减低，二尖瓣、三尖瓣反流。心电图：完全左束支传导阻滞，心肌缺血，房颤。刻下症：心前区隐隐作痛，放射到左肩背，寐差，神疲，乏力。舌质暗红、苔白，脉沉细涩。

辨证：心阳不足，气虚血瘀。

治法：益气通阳，活血通络。

处方：黄芪15g，桂枝7g，桃仁7g，红花7g，川芎7g，葛根9g，毛冬青7g，地龙6g，党参6g，麦冬6g，五味子6g，炒酸枣仁6g（打碎），生龙骨、生牡蛎各10g（先煎），苦参10g，水蛭胶囊6粒，土鳖虫胶囊6粒，补骨脂6g，炙甘草2g。14剂，水煎服，每日1剂。

2004年11月22日二诊：患者心悸、胸闷、气短明显改善，心前区疼痛不明显，神疲、乏力较前改善，舌质暗红，脉沉细。患者自述平日视物不清，查眼底镜示：双眼眼底黄斑变性。处方：黄芪15g，桂枝7g，桃仁、红花各7g，川芎7g，葛根9g，毛冬青7g，地龙6g，党参6g，麦冬6g，五味子6g，炒酸枣仁6g（打碎），生龙骨、生牡蛎各10g（先煎），苦参10g，水蛭胶囊6粒，土鳖虫胶囊6粒，补骨脂6g，谷精草5g，茺蔚子5g（包煎），密蒙花5g，炙甘草2g。14剂，水煎服，每日1剂。

2004年12月6日三诊：患者无心悸、胸闷、气短，无心前区疼痛，视物不清稍有改善，舌质淡红，脉细缓。为巩固疗效，上方不变，改作散剂久服。30剂，研细末，冲服，每次6g，每日3次。

按：朱老师认为，该患者胸痹为心阳不足、气虚血瘀所致，方中黄芪、桂枝益气通阳、活血化瘀，又配党参增强了益气通阳的作用。党参、麦冬、五味子、炙甘草益气阴养心复脉。桃仁、红花、川芎、水蛭、土鳖虫、地龙、葛根、毛冬青活血化瘀，通络止痛。补骨脂补火生土，温命火强心火，现代药理研究亦证实本品有扩张冠状动脉、强心的功能。对于心脏疾患兼有心律失常者，在通脉养心方中加入苦参。据现代药理研究，苦参有改善房颤、调节心律的作用，主治各种心脏病兼有心律失常者。全方益气通阳、活血化瘀，辨证与辨病相结合，方精力宏而效佳。二诊加入谷精草、茺蔚子、密蒙花疏风清热、退翳明目，以改善视物不清。

例2：沈某，男，70岁，2000年6月15日初诊。

主诉：左胸憋、胀痛反复发作1年余，加重1个月。

现病史：患者1998年曾患结核性胸膜炎，左胸憋闷疼痛反复发作1年余，劳累或生气后加重。近1个月以来，无明显诱因出现夜间加重，胸憋气短，甚则难以入睡，左胸憋闷向左臂内侧放射，伴恶寒且肩臂疼痛。舌质暗、苔白，舌下脉络瘀紫，口唇暗，双手脉紧涩。

辨证：肺脾气虚，肝郁气滞，心脉瘀阻。

治法：健脾益肺，疏肝活血，通络止痛。

处方：黄芪10g，桂枝5g，桃仁、红花各5g，川芎5g，地龙4g，党参4g，麦冬4g，五味子4g，川楝子3g，延胡索4g，枳壳3g，水蛭胶囊4粒，白茅根7g，甘草2g。7剂，水煎服，每日1剂。

2000年6月22日二诊：服上方后胸痛减轻，仍有胸憋，胸中气滞不舒，睡眠差，舌质暗、苔白，脉弦细涩。增入瓜蒌薤白半夏汤加强宽胸行气之力。处方：瓜蒌4g，薤白5g，法半夏4g，枳实3g，黄芪10g，桂枝5g，桃仁、红花各5g，川芎5g，地龙4g，党参5g，麦冬5g，五味子5g，川楝子3g，延胡索4g，水蛭胶囊4粒，炒酸枣仁4g（打碎），生龙骨、生牡蛎各7g（先煎），甘草2g。7剂，水煎服，每日1剂。

三诊、四诊略。

2000年8月18日五诊：按前方稍事加减，患者服用60余剂，现胸痛、胸憋明显好转，心绞痛在晚餐过饱后偶发2次，睡眠改善。处方：瓜蒌4g，薤白5g，法半夏4g，枳实3g，黄芪10g，桂枝7g，桃仁、红花各7g，川芎7g，地龙4g，党参5g，麦冬5g，五味子5g，炒酸枣仁4g（打碎），生龙骨、生牡蛎各7g（先煎），毛冬青7g，川楝子3g，延胡索5g，水蛭胶囊4粒，蜈蚣胶囊2粒，姜黄5g，甘草2g。7剂，水煎服，每日1剂。

2000年8月25日～9月16日，六诊～八诊：患者服前方后胸闷、胸痛未再发作，且体力较前明显好转，唯时有眩晕及肩臂痛。年高之人正虚邪实，病难速已，嘱服成药以资巩固。心脏Ⅰ号120g，每次30粒，每日3次。颈椎Ⅱ号80g，每次30粒，每日3次。

以后间断服用上述成药，病情稳定，胸闷胸痛以及眩晕未有较大反复。

按：朱老师认为，患者年高体衰，左胸闷痛反复发作，且劳累或生气后加重，辨证属于气虚兼有气滞，故在通脉养心方基础上佐以川楝子、延胡索、枳壳疏肝行气、活血止痛。二诊胸痛虽有减轻，但仍有胸中气滞不舒，故加入瓜蒌薤白半夏汤加枳实，宽胸理气化痰。本案在应用基础方治疗主病主症的同时，加用疏肝理气合宽胸开痹经验药组，辨病与辨证相结合，收到较好效果。

例3：冯某，男，66岁，2001年12月3日初诊。

主诉：心悸、气短胸痛半个月余。

现病史：患者糖尿病史10余年，变应性鼻炎史20余年。半个月前因心悸、胸闷、胸痛在内蒙古自治区某三甲医院就诊。心电图示：右室完全性传导阻滞伴室性期前收缩。住院治疗7天，症状缓解后出院。近2天心悸、胸闷症状加重，并伴有气短，胃脘部不适、饱胀感，并伴有食后呃逆，二便正常，睡眠一般。舌质淡、苔白腻，脉沉数，时有结代。体温：37.2℃，血压：135/80mmHg，心率：88次/分，呼吸：25次/分钟。口唇稍暗，巩膜稍充血。心电图示：右室完全性传导阻滞，心肌缺血，期前收缩。即刻血糖：11.2mmol/L。口服二甲双胍片，每次0.5g，每日3次。

辨证：气阴亏虚，糖毒损络，心脉痹阻。

治法：益气通阳，活血化瘀，养心宁神。

处方：黄芪15g，桂枝7g，桃仁、红花各7g，川芎7g，葛根7g，毛冬青7g，地龙4g，党参4g，麦冬4g，五味子4g，补骨脂4g，炒酸枣仁4g（打碎），生龙骨、生牡蛎各7g（先煎），苦参7g，水蛭4g，土鳖虫4g，甘草2g。21剂，水煎服，每日1剂。胃肠Ⅲ号80g，每次30粒，每日3次。并嘱避免劳累、感冒及情志刺激。

2001年12月24日二诊：患者面色红润，舌质淡红、苔白。服药4周，心慌、胸闷、期前收缩等症状基本消除，精神好转。现仍有胃脘痞满，嗳气，睡眠一般，大便干，脉沉缓。守前法继续治疗，并佐以润肠通便。上方加火麻仁4g、肉苁蓉4g、甘草2g。7剂，水煎服，每日1剂。胃肠Ⅲ号80g，每次30粒，每日3次。

2002年1月2日三诊：药后患者心悸、胸闷、气短均除，但偶有便秘，通过饮食调理可以改善。但近日每于餐后均有右侧腹痛，偶有欲作呃逆感，但数分钟后可自行消失，饮食差，睡眠一般。舌质淡红、苔黄，脉浮滑。腹部 B 超示：脂肪肝；胆囊炎。即刻血糖：12.1mmol/L，直接胆红素（DBIL）：22.0μmol/L，总胆红素（TBIL）：21.4μmol/L。治法：疏肝利胆，行气止痛。方予大柴胡汤加减。处方：金钱草 10g，柴胡 5g，黄芩 5g，法半夏 5g，枳实 4g，炙大黄 4g（后下），白芍 4g，川楝子 3g，青皮 3g，吴茱萸 4g，莪芨 4g，神曲 4g，木香 3g，白豆蔻 5g（后下），甘草 2g。21 剂，水煎服，每日 1 剂。心脏Ⅱ号 120g，每次 30 粒，每日 3 次。

2002 年 2 月 20 日随访，患者不适症状消失，血糖 6.8～7.5mmol/L，二甲双胍减为每次 0.25g，每日 3 次。

按： 此患者气阴两虚、湿热内蕴，导致血糖控制不理想，日久损及血络，心悸宿疾日久不愈。根据患者目前主症，辨证为心阳不振、心气不足、心血瘀阻、心神不宁，因此治宜益气通阳、活血化瘀、养心宁神。在应用通脉养心方治疗心悸主症缓解后，再予调和气血、疏理肝胆、清化湿热调理基础疾患。方选大柴胡汤加减治疗内分泌失常，该方对于因脂质代谢紊乱所致之脂肪肝和血糖代谢紊乱之糖尿病均有较好的治疗和调节作用。

例 4：姜某，男，36 岁，2007 年 3 月 8 日初诊。

主诉：胸闷、气短、心悸、乏力 2 个月余。

现病史：患者 2 个月前因外感而致发热、咽痛、咳嗽，经静脉滴注抗生素（具体药物不详）治疗后好转，后因恼怒而导致气短、胸闷、心悸、乏力，心电图示：心肌供血不足，心动过速。心肌四酶检查阳性，诊断为病毒性心肌炎。刻下症：气短，胸闷，心慌，乏力，汗多，咽干，寐差，唇紫暗，舌尖有瘀血点，脉细数结代。

辨证：心脾气阴两亏，肝郁气滞，心络瘀阻。

治法：益气养阴，养心安神，理气化瘀。

处方：黄芪 10g，桂枝 5g，桃仁 5g，红花 5g，川芎 5g，地龙 4g，党参 4g，麦冬 4g，五味子 4g，炒酸枣仁 4g（打碎），补骨脂 4g，生龙骨、生牡蛎各 7g（先煎），水蛭胶囊 4 粒，土鳖虫胶囊 4 粒，甘草 2g，青皮 3g，川楝子 3g。7 剂，水煎服，每日 1 剂。

2007 年 3 月 19 日二诊：患者气短、胸闷、心悸缓解。但仍乏力，汗多，咽干，寐差，唇紫暗，舌尖有瘀血点，脉细数结代。患者治疗有效，上方继服 7 剂，水煎服，每日 1 剂。

2007 年 3 月 29 日三诊：服上药后乏力、汗多、咽干均已好转，寐差，唇暗，舌尖瘀血点减少，脉细数。继服 14 剂。

2007 年 4 月 16 日四诊：胸闷、气短、心慌、乏力未再发作，舌尖瘀血点已消退，唇淡红，舌苔薄白，脉较和缓。为巩固疗效，继以上方 7 剂，研为散剂，每次 6g，每日 2 次，以资巩固。

2007 年 6 月 18 日随访得知，患者疾病痊愈，体力恢复正常。

按：本案为通脉养心方治疗心肌炎的典型病例。朱老师认为，该患者外感邪热内侵，损伤心阴，伤阴耗气，导致心悸气短、胸闷乏力等症状，证属气滞血瘀、气阴两亏。治以益气养阴、理气化瘀、定悸安神，方以通脉养心方为基础加减。因患者最初系因恼怒而导致气短、胸闷、心悸、乏力发病，故在上方中佐以青皮、川楝子疏肝理气，以针对疾病诱发因素，体现了中医治疗的溯本求源。

例 5：武某某，男，60 岁，2011 年 4 月 14 日初诊。

主诉：咳喘 20 余年，加重 2 周，伴心悸。

现病史：患者自述慢性支气管炎、肺气肿 20 余年，每遇气候变冷加重。2 周前因感冒后病情加重，咳喘、气短、咯痰不爽，就诊于当地某三甲医院。心脏 B 超提示：（1）主动脉硬化；（2）左室舒张功能降低；（3）三尖瓣反流。CT 示：双侧肺气肿，右肺上叶大泡，左支气管腔后部结节。给予抗生素、平喘药等治疗，病情减轻后出院。刻下症：气喘、气短，甚则夜间不能平卧，痰少、色白无泡沫，咯痰不爽，时咽痒，心悸，活动时加重，登楼梯困难，精神不振，倦怠乏力，纳食一般，二便尚可，口唇色暗，舌质暗略胖大、苔白，脉弦细滑。

辨证：肺肾亏虚，痰浊内停，脉络瘀阻。

治法：温阳益气，活血化瘀，敛肺补肾。

处方：黄芪 15g，桂枝 7g，桃仁 7g，红花 7g，川芎 7g，地龙 6g，党参 6g，麦冬 6g，五味子 6g，炒酸枣仁 6g（打碎），补骨脂 6g，生龙骨 10g（先煎），生牡蛎 10g（先煎），葛根 7g，胡桃肉 6g，水蛭胶囊 4g，土鳖虫胶囊 4g，甘草 2g。7 剂，水煎服，每日 1 剂。

2011年4月21日二诊：患者服药后，咳喘较前有所减轻，无咽痒，仍咳喘，痰少，难咯，余症未述。舌暗略胖大、苔白，脉弦细滑。效不更方，一诊方继用7剂，水煎服，每日1剂。并兼服咽炎Ⅰ号80g，每次30粒，每日3次。

2011年5月5日三诊：患者服药后，自觉精神好转，体力增强，气喘减轻，时咳嗽，痰少，易咯出，余症未述。舌暗略胖大、苔白，脉弦细滑。一诊方调整：加桂枝量至9g，葛根量至9g，再加丹参9g、磁石10g（先煎）、珍珠母10g（先煎）、石决明10g（先煎）、诃子6g、白果6g。7剂，水煎服，每日1剂。

2011年7月21日四诊：患者加减服药2个月余，现精神好转，可步行一公里而不喘，有时咳嗽，咯痰利，夜尿略频，2～3次，余不适未述。舌略胖大苔白，脉细滑。三诊方减磁石、珍珠母、石决明、诃子、白果，加胡桃肉量至12g，补骨脂量至12g，并加川牛膝15g、泽泻6g、车前草6g。30剂，水煎服，每日1剂。

按： 患者肺部感染反复发作，导致肺体胀满不能敛降，而形成肺源性心脏病。该病以正虚为本，痰、瘀、湿为标，缓解期以心功能代偿不全、胸憋、气短、心悸、浮肿为临床表现。发作期主要以感染、呼气不利、肺内高压、心力衰竭、水肿、发绀为主要临床表现。治疗当以益气通阳、活血化瘀、利湿化痰为主。朱老师常以通脉养心方为基本方，加减化裁。方中黄芪、党参、桂枝、补骨脂温阳益气助心火；麦冬、五味子、党参，益气养阴生脉；桃仁、红花、水蛭、土鳖虫活血祛瘀通脉，气血通行。因患者病程20余年，久病及肾，肺肾两虚，肾不纳气，故加诃子、白果敛肺定喘，磁石、珍珠母、石决明降气平喘，丹参活血养心，合方中活血通络药改善心肺循环。四诊时考虑病属痼疾，标虽为实，但其本在虚，因此需补虚培本，温肾化气行水，加大胡桃肉、补骨脂用量，并用牛膝、泽泻、车前草活血利水，促进血液循环，减轻心脏负荷，加强治标作用。

六、养心安神汤

【组成】黄芪15g，党参10g，炒白术7g，龙眼肉6g，炒酸枣仁6g（打碎），五味子 6g，生龙骨 15g（先煎），生牡蛎 15g（先煎），栀子 7g，牡丹皮 7g，莲子心 5g，石菖蒲 6g，远志 6g，珍珠母 15g（先煎），石决明 15g（先煎）。

【功效】益气养血，安神定志。

【主治】失眠。症见不寐，健忘，心悸，神疲乏力，烦躁多梦，舌质淡、尖边红，脉沉细。

【方解】

失眠是临床常见病之一，主要表现为入寐困难，多梦易醒，醒后难寐，甚至彻夜难寐，或伴有心烦心悸，惊惕不安。朱老师认为，失眠病位在心，与肝、脾密切相关。心主血，脾统血，肝藏血。血为神之舍，神入血则寐，神出血则寤。失眠的主要原因为阴血不足，难以涵养阳神，故入睡困难；阳神妄动，故寐中时醒，不易再睡。阴血亏少、虚火渐生，故心烦多梦。因此，治疗当以补血养血为主，佐以清心安神。方选《正体类要》归脾汤为基础，黄芪、党参、炒白术益气补脾，补气以生血；龙眼肉、炒酸枣仁、五味子滋阴养心、宁心安神；栀子、牡丹皮、莲子心清心降火除烦；石菖蒲、远志开窍化痰、交通心肾、安神定志；珍珠母、石决明、生龙骨、生牡蛎潜镇育阴，兼敛浮火。全方益气养血，清心潜镇，开窍化痰，交通心肾。

【加减】

1. 伴有耳鸣、耳聋，口苦目赤，烦躁易怒者，加柴胡 5g、黄芩 5g、龙胆草 3g、磁石 7g（先煎）。

2. 伴有健忘者，加制龟甲 5g（先煎）。

3. 伴有情志忧郁、心情不畅者，加川楝子 3g、青皮 3g、玫瑰花 3g。

【验案举隅】

例1：张某某，女，29 岁，2008 年 10 月 16 日初诊。

主诉：产后失眠、多梦 1 月余。

现病史：患者诉 3 个月前于某医院足月产，于近 1 个月前无明显诱因出现失眠、多梦，伴胸闷、气短、心悸、心慌，平素偶尔出现头晕，头痛，近期心悸、胸闷症状加重。刻下症：心悸，胸闷，头晕，时腰痛，手足心热，二便调，寐差。舌质暗、苔白，脉沉。

辨证：气血亏虚，心脾失养。

治法：益气养血，安神定志。

处方：黄芪 10g，党参 7g，炒白术 5g，龙眼肉 4g，炒枣仁 4g，五味子 4g，生龙骨 7g(先煎)，生牡蛎 7g（先煎），栀子 5g，莲子心 3g，石菖蒲 4g，远志 4g，制首乌 6g，夜交藤 7g，珍珠母 7g(先煎)，石决明 7g(先煎)，甘草 2g。7 剂，水煎服，每日 1 剂。

2008 年 10 月 23 日二诊：患者服药 1 周，诸症好转，睡眠改善，头晕减轻，手足心热，乳汁分泌不足，舌质淡、苔白。初诊方去珍珠母、石决明，加阿胶 4g（烊冲）、香附 4g、青皮 4g、王不留行 4g、路路通 4g、紫河车胶囊 4 粒。7 剂，水煎服，每日 1 剂。

2008 年 10 月 30 日三诊：患者服药 1 周，睡眠改善，头晕减轻，手足心热，乳汁较前增多、通畅，余无不适。二诊方加珍珠母 5g（先煎），石决明 5g（先煎）。7 剂，水煎服，日 1 剂。

按： 该患者产后耗伤气血，心脾两虚，心神失养，同时血虚阳浮而肝阳偏旺，故气短、心悸、失眠伴有头晕、头痛。此外，乳汁由气血所化，气血虚衰故乳汁分泌不足。治以调补心脾，益气养血，清心除烦，潜镇安神。方用养心安神汤加入香附、青皮、王不留行、路路通疏肝行气、通络下乳之品，紫河车、阿胶血肉有情之品峻补益元气阴血，收到较好疗效。

例 2： 张某某，女，38 岁，2022 年 5 月 14 日初诊。

主诉：失眠 2 周。

现病史：患者 2 周前因情绪不畅，思虑过度，久久不能释怀而出现失眠。刻下症：失眠，夜间 1-3 点易醒，醒后不易再睡，乏力神疲，急躁易怒，月经量少，肩背痛，纳可，二便调，舌抖，舌尖红有齿痕、苔薄，脉弦细。

辨证：气血亏虚，阳衰血瘀，心神失养。

治法：益气养血，通经活血，安神定志。

处方：黄芪 15g，党参 10g，炒白术 7g，龙眼肉 6g，炒酸枣仁 6g（打碎），五味子 6g，生龙骨 10g（先煎），生牡蛎 10g（先煎），栀子 7g，牡丹皮 7g，莲子心 5g，石菖蒲 6g，远志 6g，珍珠母 10g（先煎），石决明 10g（先煎），葛根 9g，桂枝 7g，赤芍 7g，白芍 7g，鹿角片 7g（先煎），桃仁

7g，红花 7g，川芎 7g，地龙 6g，威灵仙 5g，海风藤 5g，徐长卿 7g，细辛 4g，通草 4g，**土鳖虫胶囊** 5 粒，甘草 3g。14 剂，水煎服，每日 1 剂。

2022 年 6 月 4 日二诊：患者服药后失眠好转，夜间醒后很快可再次入睡，情绪舒畅，背痛止，舌尖红，有齿痕，脉弦细。处方：颈椎Ⅲ号 200g，每日 3 次，每次 30 粒。

按：患者因情志抑郁、思虑过度导致失眠，同时伴有肩背疼月经量少等气血不足、气血瘀滞证候，辨证属于心脾不足，阳衰血瘀，经络不畅，故治疗以补益心脾，温阳通脉，化瘀和络为主，方用养心安神汤合温督痛痹汤加减。方中黄芪、党参、炒白术健脾益气；龙眼肉、炒酸枣仁、五味子养血宁心安神；龙骨、牡蛎、珍珠母、石决明潜镇安神；桂枝、葛根、鹿角片通督解痉，温阳活血；桃仁、红花、川芎、地龙、土鳖虫活血通络，威灵仙、海风藤、徐长卿祛风除湿、通痹止痛。14 剂药后诸症转佳，改丸药缓收全功。朱老师常将丸散剂与汤剂组合应用，缓急相合，共奏良效。

例 3：秦某某，女，34 岁，2022 年 4 月 30 日初诊。

主诉：失眠 2 年余。

现病史：患者于 2 年前无诱因出现失眠，未用药，逐渐加重。刻下症：失眠，凌晨 2 点易醒，醒后难以入睡，伴有头晕头闷，纳食后反酸烧心，舌暗红，舌尖点刺，苔薄，脉细。

辨证：督脉失养，心阴亏虚，络脉瘀阻，胃气不和。

治法：温督解痉，养心安神，活血通络，和胃降逆。

处方：葛根 9g，桂枝 7g，赤芍 7g，白芍 7g，鹿角片 7g（先煎），桃仁 7g，红花 7g，川芎 7g，地龙 6g，威灵仙 5g，海风藤 5g，徐长卿 7g，龙眼肉 6g，炒酸枣仁 6g（打碎），五味子 6g，生龙骨 10g（先煎），生牡蛎 10g（先煎），栀子 7g，牡丹皮 7g，莲子心 5g，石菖蒲 6g，远志 6g，珍珠母 10g（先煎），石决明 10g（先煎），干姜 3g，法半夏 4g，黄连 3g，黄芩 5g，旋覆花 3g（包煎），代赭石 5g（先煎），煅瓦楞子 5g（打碎），细辛 4g，通草 4g，土鳖虫胶囊 5 粒，甘草 3g。14 剂，水煎服，每日 1 剂。

2022 年 5 月 21 日二诊：患者头晕头闷减轻，夜间仍醒，醒后很快能再入睡，胃反酸减轻，嗳气，舌暗红、苔薄，脉细。上方珍珠母、石决明增至 15g。14 剂，水煎服，每日 1 剂。

按： 朱老师认为，患者经常使用手机刷视频，长期低头，督脉气机不利，不能推动血行荣养心脑，日久心络瘀阻，脑髓失养，故而导致失眠。方中葛根、桂枝、赤芍、白芍、鹿角片通行督脉、振奋阳气、助心行血；细辛、通草、地龙活血通脉，化瘀养络；龙眼肉、炒酸枣仁、五味子养血安神；生龙牡、珍珠母、石决明潜镇安神；石菖蒲、远志开窍化痰，安神定志；栀子、牡丹皮、莲子心养凉血清心除烦；干姜、半夏、黄连、黄芩、旋覆花、代赭石、煅瓦楞辛开苦降、和胃降逆、制酸止痛，兼治反酸、呃逆。全方主次分明，条理有序，配伍精当，故疗效肯定。

七、解郁安神汤

【组成】炙甘草 20g，浮小麦 10g，炒酸枣仁 8g（打碎），苍术 4g，神曲 4g，香附 4g，栀子 7g，川芎 7g，大枣 5 枚。

【功效】益气养心，清火化痰，解郁安神。

【主治】精神障碍、精神分裂症等神志异常疾病。症见心悸，汗出，情绪失控，忧郁，烦躁，易惊善恐，或伴有食欲减退、饮食积滞、纳谷不馨。舌红或瘀暗、苔腻，脉弦滑，或脉结代。

【方解】

精神障碍，又称为精神疾病，是指在各种因素作用下（包括生物学因素、社会心理因素）造成大脑功能失调，而出现感知、思维、情感、行为、意志以及智力等精神运动方面异常的一类疾病。朱老师认为，神志类疾病与心、肝两脏关系最为密切。思虑劳心过度，心气不足，心神失养，心神易于浮越；《内经》曰："主明则下安，主不明则十二官危。"心神不足易于导致七情抑郁，肝胃不和，聚而生痰。痰邪化火犯心，气血郁滞，于是引发一系列神志疾病。综合以上病机，其本为心气不足、肝胃不和，其标为气滞、痰凝、火扰、血瘀，或兼有食积湿瘀。有鉴于此，朱老师选用《伤寒论》甘麦大枣汤合《丹溪心法》越鞠丸加减，创制解郁安神汤。方中炙甘草补心气，安心神，定血气；浮小麦质轻而浮，益心气而敛心液，合以大枣补养心血，甘缓滋补，宁心安神；酸枣仁养心补肝，宁心生津；佐以苍术辛香开脾，疏肝理气，燥湿化痰，治痰湿郁；栀子清心降火除烦，治火郁；香附、川芎行气解郁，活血止痛，除气血之郁；神曲和胃导滞，健脾化痰，消食郁；气机流利，五内和平则痰邪自解，气血得养，心神得宁。

【加减】

1. 烦躁难耐，甚至狂躁骂詈，打人毁物，痰火偏盛者，加牡丹皮 7g、莲子心 5g、青礞石 7g（先煎）。

2. 便秘口臭、脘腹胀满、肠腑积滞者，加火麻仁 6g、郁李仁 6g、蒌仁泥 6g、生大黄 6（后下）。

3. 精神恍惚，神情淡漠，阴虚明显者，加百合 6g、生地黄 6g。

4. 忧郁沉默，思考行动迟钝，痰涎壅盛、痰郁血瘀明显者，加白矾 0.5g，郁金 6g。

【验案举隅】

例1：吴某某，男，26岁，2022年4月30日初诊。

主诉：发作性情绪失控，焦虑无耐，反复 3 年。

现病史：患者于 3 年前无明显诱因出现情绪异常，突然出现难以描述的不适感，经西医检查后诊断为惊恐发作。刻下症：发作性精神情绪失常、焦虑无奈，偶有心慌，多汗，易疲乏，嗳气，偏头痛，舌红胖大、有齿痕、苔黄腻，脉沉滑。

辩证：心神失养，痰郁互结。

治法：养心安神，理气化痰。

处方：炙甘草 20g，浮小麦 10g，炒酸枣仁 8g，苍术 3g，神曲 4g，香附 4g，栀子 7g，川芎 7g。14 剂，水煎服，每日 1 剂。

2022年5月14日二诊：药后惊恐症状缓解，两目酸涩，易疲乏，嗳气，偏头痛，舌红胖大、苔黄腻，脉沉略滑。处方：炙甘草 20g，浮小麦 10g，炒酸枣仁 8g，苍术 3g，神曲 4g，香附 4g，栀子 7g，川芎 7g。14 剂，水煎服，每日 1 剂。颈椎Ⅲ号 200g。

2022年5月28日三诊：服药后患者惊恐症状明显改善，易乏力，两目见光胀痛、偏头痛（左侧）减轻，嗳气，舌红胖大、苔薄黄腻，脉沉。改予温督通痹汤，处方：葛根 9g，桂枝 7g，赤芍 7g，白芍 7g，鹿角片 7g（先煎），桃仁 7g，红花 7g，川芎 7g，丹参 7g，地龙 6g，威灵仙 7g，海风藤 7g，徐长卿 10g，细辛 4g，通草 4g，白蒺藜 5g，谷精草 5g，密蒙花 5g，决明子 5g，蜈蚣 1 条，土鳖虫胶囊 5 粒，甘草 3g。14 剂，水煎服，每日 1 剂。

按：朱老师认为，该患者惊恐焦虑发作为思虑劳神过度所致。心气耗损，心神失养，肝胃不和，痰气互结。予解郁安神汤益心气，清心火，定心神，除痰湿，理肝气。二诊时，精神神志诸症均有明显改善，但疲乏、嗳气、偏头痛、目涩等气血失和、升降失调症状仍然存在，朱老师认为是由颈椎阳气受阻，清气不能上升所致，故加颈椎 Ⅲ 号温督散寒、解痉疏风、活血止痛。三诊时，收效甚好，故治疗重点转为治疗颈椎，改予温督通痹汤方，体现了根据患者症情动态调整、灵活施治的治疗思想。

例 2：冯某某，女，27 岁，2022 年 6 月 25 日初诊。

主诉：孤僻，自言自语 4 年。

现病史：患者 4 年前因与家长吵架后出现性格孤僻，经常自言自语，性格偏激。刻下症：自言自语，纳尚可，寐欠安，二便调，舌红、苔白燥，脉沉弦。

辨证：心神失养，肝气郁结，阴精亏损。

治法：养心安神，疏肝解郁，滋养阴精。

处方：炙甘草 20g，浮小麦 10g，炒酸枣仁 8g（打碎），苍术 4g，神曲 4g，香附 4g，川芎 7g，牡丹皮 7g，百合 6g，生地黄 6g。14 剂，水煎服，每日 1 剂。

2022 年 7 月 2 日二诊：寐可，自言自语减轻，易怒，纳可，二便调，舌红、苔黄腻，脉沉弦。处方：炙甘草 20g，浮小麦 10g，炒酸枣仁 8g（打碎），苍术 4g，神曲 4g，香附 4g，川芎 7g，牡丹皮 7g，青礞石 7g（先煎）。14 剂，水煎服，每日 1 剂。

按：朱老师认为，患者症状因怒而起，怒盛伤肝，肝火暴起，火盛灼阴，神魂失于濡养。故治以解郁安神汤方，佐以凉润心肺、滋养阴精之百合地黄汤。炒酸枣仁味酸益血，安和五脏，大补心脾；百合润肺宁心，定惊益志；生地黄逐血痹，填骨髓，凉心火之烦热；三药养三焦之阴，阴液恢复，则肝气自宁，心神得养。二诊患者正复，痰热之标显现，故以青礞石重坠逐痰，痰去正安，诸症可平。

八、开痞和胃汤

【组成】干姜 3g，法半夏 4g，黄连 3g，黄芩 5g，神曲 4g，木香 3g，白豆蔻 2g（后下），川楝子 3g，玫瑰花 3g，吴茱萸 4g，荜茇 4g，炙甘草 2g。

【功效】辛开苦降，理气和胃，开痞散结。

【主治】慢性胃炎、功能性消化不良等脾胃系统疾病。症见脘腹胀满疼痛，胃脘嘈杂，呕吐，呃逆，嗳气，痞满，食后加重；腹泻，或大便溏结不调。舌红、苔白腻，脉弦涩。

【方解】

本方适用于多种慢性胃病，辨证属于升降失调、寒热错杂者。中医认为，脾与胃互为表里，脾主运化，胃主受纳，共同完成饮食物的消化、吸收、输布、代谢。同时，脾胃为人体气机升降的枢纽，脾胃气机升降正常，人体气机条畅，则清阳出上窍、浊阴出下窍，清阳实四肢、浊阴归六腑。因此，在病理情况下，二者临床常表现为寒、热、虚、实错杂，脾胃气机升降紊乱。朱老师体会，临床中，脾胃病变单纯的热证、寒证并不多见，多为寒热错杂，且具有食后加重的特点。因饮食后，加重脾胃运化负担，气机升降紊乱则更加凸显。综合上述病机特点，朱老师仿半夏泻心汤之意，用法半夏、干姜辛开脾气助其升发，黄芩、黄连苦泻胃浊助其和降，辛开苦降，气机调畅，痞满自除。佐以神曲、木香、白豆蔻开胃行气消积，吴茱萸、荜茇温中降逆、散寒止痛，川楝子、玫瑰花疏肝理气、调和肝脾，甘草调和寒热虚实，兼有建中之功。

【加减】

1.若恶心、呕吐较甚者，加丁香 2g、柿蒂 4g。

2.痞满、腹胀较重者，加大腹皮 4g、厚朴 6g、焦槟榔 4g。

3.呕吐酸水者，加煅瓦楞子 5g（打碎）、海蛤壳 5g（打碎）。

4.兼有饮食物积滞不化、食欲不振者，加焦山楂 3g、焦麦芽 3g、炙鸡内金 3g。

5.对日久病入血分，并见血虚、血瘀之证者，可加入蒲黄 3g（包煎）、五灵脂 3g（包煎）、当归 4g、白芍 6g，养血活血。

【验案举隅】

例1：杨某，女，54 岁，2006 年 11 月 5 日初诊。

主诉：萎缩性胃炎 10 余年。

现病史：患者 2 年前曾发生两次胃出血。现餐后胃中灼热、疼痛，时有胀满和反酸，饱食及生气后加重，畏食凉物。枕部及左侧上肢汗出，心悸，颈部僵痛，手麻。胃镜：慢性浅表萎缩性胃炎伴隆起糜烂胃底炎；病理检查：胃窦慢性浅表萎缩性胃炎伴肠化（活动期）部分黏膜糜烂，少部分腺体呈轻度非典型增生，幽门螺杆菌（＋）。舌质红、苔黄白腻，脉弦细数。

辨证：肝胃不和，寒热错杂。

治法：辛开苦降，疏肝和胃。

处方：干姜 3g，法半夏 4g，黄连 3g，黄芩 5g，神曲 4g，木香 3g，白豆蔻 2g（后下），川楝子 3g，玫瑰花 3g，吴茱萸 4g，荜茇 4g，煅瓦楞子 5g（打碎），山豆根 5g，山慈菇 5g，莪术 5g，甘草 2g。8 剂，水煎服，每日 1 剂。颈椎 Ⅱ 号 80g，每次 30 粒，每日 3 次。

2006 年 11 月 13 日二诊：药后患者胃中灼热明显减轻，颈部僵痛好转，手不甚麻，心悸，眠差。舌质红、苔白。继续予初诊方 7 剂，水煎服，每日 1 剂。颈椎 Ⅱ 号 80g，每次 30 粒，每日 3 次。

2006 年 11 月 20 日三诊：患者胃中灼热及手麻已好转，头晕，气短，眠差，舌红、苔白。改予以治疗颈椎病为主。处方：葛根 7g，桂枝 5g，赤芍、白芍各 5g，鹿角片 5g（先煎），桃仁、红花各 5g，川芎 5g，地龙 4g，白芷 4g，天麻 3g（先煎），钩藤 5g（后下），僵蚕 4g，威灵仙 5g，络石藤 5g，徐长卿 7g，水蛭胶囊 4 粒，土鳖虫胶囊 4 粒，甘草 2g。7 剂，水煎服，每日 1 剂。胃肠 Ⅲ 号 80g，每次 30 粒，每日 3 次。

2006 年 11 月 27 日四诊：患者头晕好转，睡眠改善，时有心烦、汗出。予汤药及中药水丸巩固治疗。处方：仙茅 5g，淫羊藿 5g，巴戟天 5g，当归 4g，黄柏 4g，知母 4g，五味子 4g，磁石 5g（先煎），浮小麦 7g，麻黄根 3g，煅龙骨、煅牡蛎各 7g（先煎）。7 剂，水煎服，每日 1 剂。胃肠 Ⅳ 号

80g，每次 30 粒，每日 3 次。颈椎Ⅱ号 80g，每次 30 粒，每日 3 次。

按：患者胃中灼热但又畏食凉物，而且在饱食及生气后加重，故其主要病机为脾胃寒热错杂、升降失常，同时继发脾虚肝乘、肝胃不和。治疗当以辛开苦降、补虚泻实、调和脾胃，佐以疏肝和胃之法。方选法半夏泻心汤平调寒热，恢复脾胃升降之机，佐以神曲、木香、白豆蔻健脾复运，川楝子、吴茱萸、玫瑰花疏肝以缓木气乘土，山豆根、山慈菇、莪术清热解毒抗癌变以针对萎缩性胃炎肠上皮化生之病理，胃部症状减轻后，再予调理颈椎疾患。最后以调补阴阳、交通心肾的二仙延更方，配合调治颈椎与胃肠丸药善后。患者病情虽然复杂，但是根据具体情况，汤剂丸剂并用，分步骤、分重点施治，获得了较好效果。

例 2：陈某某，男，52 岁，2010 年 3 月 18 日初诊。

主诉：胃脘胀痛半年，加重 2 个月。

现病史：患者述近半年因劳累、饮食不适，反复出现胃脘胀满疼痛，尤以饭后以及心情抑郁、愤怒时加重。2010 年 1 月在内蒙古自治区某三甲医院胃镜检查示："慢性浅表性胃炎"，呼气试验 Hp（－）。给予果胶铋、吗丁啉等药物治疗，效果不明显。刻下症：情绪焦虑，胃脘胀痛，胃按压痛，尤以饭后半小时明显，无明显反酸，纳差，反复口腔溃疡，口干口苦，偶有嗳气及呃逆，二便可，眠尚安。舌略红、苔薄黄滑，脉弦滑。

辨证：脾胃失和，寒热错杂，气机阻滞。

治法：辛开苦降，和胃止痛，开痞散结。

处方：干姜 3g，法半夏 4g，黄连 3g，黄芩 5g，神曲 4g，木香 3g，白豆蔻 2g（后下），川楝子 3g，玫瑰花 3g，吴茱萸 6g，荜茇 6g，甘草 2g。14 剂，水煎服，每日 1 剂。

2010 年 4 月 1 日二诊：患者述服药 2 周后，胃脘胀满疼痛明显减轻，现仅晨起饭后有轻微腹胀，午后偶有胃胀不适，食欲转佳，二便调。舌略红、苔薄黄，脉细弦。守一诊方，7 剂，水煎服，日 1 剂。加服胃肠Ⅰ号 120g，每次 30 粒，每日 3 次。

按：朱老师临证治疗脾胃病证，非常重视"实则阳明，虚则太阴"辨证之要，因此首先明辨病患寒热虚实之分。他认为，脾胃病变特别是对于现代的中青年人而言，单纯的热证、寒证并不多见，大部分表现为寒热错杂。故取半夏泻心汤为主，辛开苦降，和胃止痛，开痞散结。针对脾胃气滞较重者，则用神曲、木香、白豆蔻行气化湿、开胃醒脾，川楝子、玫瑰花疏肝理气、调畅情志，吴茱萸、荜茇温中散寒。病久则又会有由实转虚之机，故加用以黄芪建中汤为主加味制成的胃肠Ⅰ号以调补中气，以收全功。

九、建中和胃汤

【组成】黄芪 10g，桂枝 4g，白芍 8g，甘草 4g，高良姜 4g，香附 4g，吴茱萸 4g，荜茇 4g，巴戟天 4g，补骨脂 4g，生蒲黄 3g（包煎），五灵脂 3g（包煎）。

【功效】温中散寒，健脾疏肝，理气活血。

【主治】慢性萎缩性胃炎。症见上腹饱胀、胃脘隐痛不适、痞闷、纳差、胀满、嗳气、反胃，舌淡，苔白腻或白滑，脉沉细或弦细。

【方解】

慢性萎缩性胃炎是消化系统的多发病、疑难病，可归属中医学的胃脘痛、胃痞、痞满等范畴。脾胃为后天之本、气血生化之源，位居中焦，为人体气机升降之枢纽。朱老师认为，本病发生、发展、转归的内因是中焦脾胃虚寒。在饮食失调、情志内伤，或脾胃素虚、痰湿内阻等诸多因素长期作用下，日久可致中焦阳气虚损、失于温煦，脾胃运纳、升降失常，清阳不升，浊阴不降，出现脘腹胀满疼痛不适（空腹饥饿之时加重，进食后好转）、喜温喜按、呃逆、嗳气、纳差等相关症状。吴鞠通在《温病条辨》中云："治中焦如衡，非平不安。"因此，朱老师认为，对慢性萎缩性胃炎的治疗用药当以平和为主，避免太过温燥、寒凉、滋腻。同时朱老师认为，脾贵在运而不在补，过用壅补阻碍脾气升发，往往导致虚不受补。所以，朱老师选用平补平运的黄芪建中汤加减，以达到温中健脾、和胃降逆止痛之效。方中黄芪益气健脾补中，以恢复脾之健运升清；桂枝、甘草辛甘养阳，温中益气；高良姜、吴茱萸温中散寒、下气止痛，与桂枝合用共同祛除中焦之虚寒；白芍养阴柔肝缓急，合香附、荜茇疏肝燥脾，以疏木补土。朱老师认为，脾胃为后天之本，病久必将影响先天，慢性萎缩性胃炎日久必将损伤肾阳，故常在温中补脾的基础上佐以巴戟天、补骨脂温补肾阳之品，补火生土，助脾阳恢复、脾气健运。叶天士的《临证指南医案》云："初病在经在气，久则伤络入血。"慢性萎缩性胃炎是由慢性胃炎长期不愈发展而来，经历了较长病程。脾胃虚弱是其根本原因。气行则血行，气虚则无力行血，血行迟缓，日久壅滞成瘀；或脾胃虚弱易产生气滞、痰湿等，久蕴致胃气郁滞、络脉瘀阻。因此，本病常伴有胃络瘀血阻滞。徐春甫的《古今医统大全》云："心下痞满，宜理脾胃，以血治之。若全用气药通利，则痞益甚。"所以，朱老师常在温补脾胃的基础上加用具有活血散瘀通络作用的失笑散（蒲黄、五灵脂），使补中寓通、补而不滞、通不伤正、攻补兼施。

【加减】

1.脾胃气滞、不思饮食者，加神曲 4g、木香 3g、白豆蔻 2g（后下）。

2.情志不舒、脘胀叹息者，加川楝子 3g、佛手 4g、玫瑰花 3g。

3.便秘者，去补骨脂，加肉苁蓉 4g。

4.嗳气腹胀者，加旋覆花 3g（包煎）、代赭石 5g（先煎），或加大腹皮 4g、厚朴 6g、焦槟榔 4g。

5.伴有肠化生或异型性增生改变者，加山慈菇 5g、败酱草 7g、半枝莲 7g、生薏苡仁 4g、莪术 5g、白花蛇舌草 4g。

【验案举隅】

例1：马某，男，58 岁，2004 年 7 月 12 日初诊。

主诉：反复胃脘部疼痛不适 10 年余。

现病史：患者反复胃脘部疼痛 10 余年，以隐痛为主，多发生于凌晨三四点，早餐进食后加重，喜温喜按、胃灼热、嗳气、胃胀、身软无力。于内蒙古某医院行胃镜检查，病理诊断为"慢性萎缩性胃炎伴肠化生"、Hp（－）。刻下症：凌晨三四点胃脘隐痛，早餐进食后加重，喜温喜按，胃灼热、呃逆，身软乏力，胃胀，头晕，舌质淡紫、苔白，脉弱。

辨证：脾胃虚寒，瘀血阻络。

治法：温中补虚，疏肝理气，通络止痛。

处方：黄芪 10g，桂枝 3g，白芍 6g，吴茱萸 4g，荜茇 4g，高良姜 4g，香附 4g，生蒲黄 3g（包煎），五灵脂 3g（包煎），巴戟天 4g，补骨脂 4g，厚朴 6g，海蛤壳 5g（打碎），败酱草 7g，山慈菇 5g，半枝莲 7g，薏苡仁 4g，莪术 5g，甘草 3g。7 剂，水煎服，每日 1 剂。

患者服药后胃脘部隐痛减轻，胃灼热、胃胀好转，食欲增进，效不更方，继续服用。患者服用半年余，于 2005 年 2 月复查胃镜，示慢性浅表性胃炎伴糜烂。

按：患者久患胃脘隐痛，且喜温、喜按，辨证属脾胃虚寒，治疗当予以温补中焦、健脾和胃。而本患者胃脘痛特殊之处在于多发生于凌晨三四点。中医认为，凌晨 3 点至 5 点为肝经主时，脾胃虚弱者，在此时更易出现脾虚肝乘证，因此，治疗当兼顾疏肝理气。方中黄芪建中汤合良附丸温中和胃、散寒止痛；香附、吴茱萸入肝经，佐以厚朴，疏肝理气、温肝降逆；巴戟天、补骨脂温命门之火以暖脾土；海蛤壳、败酱草制酸和胃；佐以山慈菇、半枝莲、薏苡仁、莪术化痰散结，解毒抗癌前病变。全方肝脾胃肾同治，气血并调，疗效显著。

例 2：范某，女，45 岁，2008 年 1 月 15 日初诊。

主诉：胃痛反酸 7 年余。

现病史：患者胃脘嘈杂疼痛，以清晨为著，并伴有后背痛。在劳累及休息不好时，上述症状加重。平素畏寒，不敢吃生冷食物，受寒后嗳气明显，且伴便秘腹胀。胃镜示：萎缩性胃炎伴胃黏膜糜烂。B 超：胆囊炎伴胆囊息肉。舌质淡、苔白腻，脉沉缓无力。

辨证：脾胃气虚，气滞寒凝。

治法：温中健脾，降气散寒，活血止痛。

处方：黄芪 10g，桂枝 4g，白芍 8g，高良姜 4g，香附 4g，吴茱萸 4g，荜茇 4g，生蒲黄 3g（包煎），五灵脂 3g（包煎），巴戟天 4g，肉苁蓉 4g，丁香 2g，柿蒂 4g，甘草 4g。21 剂，水煎服，每日 1 剂。胃肠Ⅲ号 80g，每次 20 粒，每日 3 次。利胆Ⅱ号 80g，每次 20 粒，每日 3 次。

2008 年 2 月 5 日二诊：连续服用以上方药，上述症状均已缓解，偶有吐酸烧心，予初诊方加煅瓦楞子5g。21剂，水煎服，每日1剂。胃肠Ⅳ号80g，每次20粒，每日3次。利胆Ⅱ号80g，每次20粒，每日3次。

2008年2月26日三诊：初诊症状均未发作，停用汤药，继服水丸剂巩固治疗。胃肠Ⅳ号400g，每次20粒，每日3次。利胆Ⅱ号400g，每次20粒，每日3次。

按： 患者胃脘畏寒，不敢食凉物，胃脘嘈杂疼痛在劳累后加重，舌质淡、苔白腻，均表明患者中气亏虚比较明显，而且伴有便秘腹胀，皆为脾胃失其运化之职所致，故治疗应当在温健中州的基础上，佐以行气活血止痛。方用黄芪建中汤温运脾胃，佐以高良姜、吴茱萸、荜茇、丁香温中散寒、下气止痛；蒲黄、五灵脂活血止痛；巴戟天、肉苁蓉补命火以暖脾土，兼以润肠；香附、柿蒂疏肝理脾行气止痛，诸药合用，共奏温中行气、活血止痛之效。利胆Ⅱ号是朱老师治疗胆囊炎、胆结石等胆囊疾患以及肝胆失和证的基础方，具有疏肝利胆、行气止痛功效。因胆囊炎是一个病程较长的疾患，故用丸散长期调理比较合适。胃病亦待病情稳定后将经验方药制成水丸长期服用，以资巩固。

例3： 王某某，男，55岁，2006年6月26日初诊。

主诉：胃脘部胀满不适8年，近日加重。

现病史：胃脘部胀满、痞闷不适8年，近日加重，尤以饭后2～3小时（空腹）或受凉后为甚，喝水后亦憋胀明显。刻下症：胃脘部胀满、痞闷不适，空腹或受凉后为甚，喝水后亦憋胀明显。舌质淡，舌苔厚腻色白，脉沉。理化检查：C^{12}呼气实验：751（正常值<100）；胃镜：慢性萎缩性胃炎伴肠上皮化生，十二指肠球炎。Hp（＋）。

辨证：脾胃虚寒，中阳不运。

治法：温胃散寒，舒肝和胃，理气活血。

处方：黄芪10g，桂枝4g，白芍8g，高良姜4g，香附4g，吴茱萸4g，荜茇4g，蒲黄3g（包煎），五灵脂3g（包煎），巴戟天4g，补骨脂4g，焦槟榔4g，大腹皮4g，甘草4g。30剂，水煎服，每日1剂。

2007年9月10日二诊：服药后胃脘部胀满、憋闷不适减轻，胃胀以饭前为甚，饭后反舒，晨起六七点有饥饿感。舌质淡，舌苔厚腻，脉沉。一诊方减焦槟榔，加丁香 2g、柿蒂 4g、大腹皮 4g。60 剂，水煎服，每日 1 剂。

三诊、四诊、五诊略。

2008 年 3 月 31 日六诊：患者以初诊方加减服用近五个月，胃脘部症状基本消失，舌质淡、苔白，脉沉。胃镜示：萎缩性胃炎，胃窦黏膜充血水肿，未见肠化生。改予胃肠 I 号 300g，每次 30 粒，每日 3 次。

按： 朱老师认为，现代医学胃镜和病理诊断不论是属于何种类型慢性胃炎，只要辨证属于脾胃虚寒证，便可采用建中和胃汤加减治疗，不仅能够改善症状，甚至可使肠化生逆转，有效预防胃癌的发生。如本案例慢性萎缩性胃炎伴肠化生患者，经过坚持服药治疗，取得了较好的效果。

例 4： 张某某，女，41 岁，2010 年 1 月 8 日就诊。

主诉：胃痛 5 年余，加重 3 天。

现病史：患者 5 年来反复胃痛，饥饿时加重，进食后好转，未予重视，近 1 年来病情逐渐加重。2009 年 1 月 18 日在内蒙古自治区中蒙医院胃镜示：疣状胃炎，胃窦浅溃疡、十二指肠球炎。Hp（＋）。经药物治疗（具体不详）后，症状好转。3 天前无诱因症状加重，患者欲服中药治疗，经人介绍来朱老处就诊。刻下症：形体消瘦，面色白。胃痛，反酸，胃灼热，嗳气，纳可，二便调。舌质淡、苔白腻，脉沉弱。西医诊断：疣状胃炎，十二指肠球炎。

辨证：脾胃虚寒，瘀血阻络。

治法：温中补气，舒肝和胃，活血止痛。

处方：黄芪 15g，桂枝 5g，白芍 8g，吴茱萸 6g，荜茇 6g，高良姜 6g，香附 6g，生蒲黄 4g（包煎），五灵脂 4g（包煎），巴戟天 6g，补骨脂 6g，厚朴 6g，旋覆花 3g（包煎），代赭石 5g（先煎），煅瓦楞子 5g（打碎），甘草 7g。14 剂，水煎服，每日 1 剂。

2010 年 1 月 29 日二诊：患者加减服药 20 余天，反酸好转，仅晨起症状明显，胃胀，嗳气，余不适未述。舌质淡、苔白腻，脉沉弱。一诊方减旋覆花、代赭石。7剂，水煎服，每日1剂。

2010年2月5日三诊：患者服药后，诸症基本缓解，仍有时嗳气，以午后为重。舌质淡、苔白，脉沉弱。胃镜示：慢性萎缩性胃炎伴疣状隆起糜烂。病理：慢性炎症（轻度），伴萎缩（轻度）、肠化（轻度）。守二诊方。7剂，水煎服，每日1剂。

按： 疣状胃炎又称痘疱状胃炎，或者慢性糜烂性胃炎，是一种特殊类型的慢性胃炎。其特点是再发生或持续性胃多发性糜烂，原因不明。朱老师认为，该患者仍以脾胃虚寒为本，瘀血内阻、气机郁滞不通为标，虚实错杂，故用建中和胃汤加减，同时合用旋覆花、代赭石、厚朴等降气理气，标本兼顾，获得良效。

十、解郁利胆汤

【组成】金钱草10g，柴胡5g，黄芩5g，法半夏5g，枳实4g，川楝子3g，青皮3g，海金沙7g（包煎），郁金5g，姜黄5g，甘草2g。

【功效】疏肝解郁，清胆化湿。

【主治】胆囊炎。症见胁痛胁胀，口苦，消化不良，舌红、苔白腻或黄腻，脉弦细等。

【方解】

胆囊炎可归属于"胆胀"范畴，是由于胆腑气郁、胆失通降所引起的以右胁胀痛为主要临床表现的一类疾病。胆胀病始见于《黄帝内经》,《灵枢·胀论》载："胆胀者，胁下痛胀，口中苦，善太息。"不仅提出了病名，而且对症状的描述也很吻合。《伤寒论》中虽无胆胀之名，但其所论述的一些症状，如《伤寒论·辨太阳病脉证并治》中的"呕不止，心下急，郁郁微烦"，《伤寒论·辨少阳病脉证并治》中的"本太阳病，不解，转入少阳者，胁下硬满，干呕不能食，往来寒热"等都类似本病。本病为饮食偏嗜，过食肥甘厚腻，久则生湿蕴热，湿热蕴结胆腑所致。气机郁滞，胆液通降失常而为之郁滞，气郁胆郁则引起胀痛，痛胀发于右胁。治疗应以疏肝利胆、健脾和胃、清利湿热、活血止痛为法，拟方大柴胡汤合良附丸加减。方中黄芩、柴胡、海金沙、金钱草清泻肝火，理气利湿；枳实、青皮、川楝子理气降气，解郁止痛；法半夏、甘草和胃降逆；郁金、姜黄利胆退黄，活血止痛。本方亦可用于肝胆系统其他病证，证见气郁湿阻、瘀热内结者。

【加减】

1. 兼有胆结石者，加鸡内金 15g、石韦 5g、滑石 4g。

2. 兼有嗳气呃逆者，加旋覆花 3g（包煎）、代赭石 5g（先煎）。

3. 腹痛便秘者，加白芍 6g、大黄 6g，或加桃杏仁各 4g（打碎）、莱菔子 5g、牵牛子 7g。

4. 胃脘胀满、喜温喜按者，加高良姜 4g、香附 4g、吴茱萸 6g、荜茇 6g。

5. 消化不良、不思饮食者，加神曲 4g、木香 3g、白豆蔻 2g（后下）。

【验案举隅】

例 1：刘某，女，72 岁，2007 年 1 月 8 日初诊。

主诉：右肋下疼痛反复发作 6 年余，加重 2 周余。

现病史：患者患慢性胆囊炎 10 余年，右肋下反复疼痛 6 年余，曾服用消炎利胆等中药后症状缓解，2006 年 12 月 22 日患者进食油腻后，右肋下疼痛加重，并放射至右侧肩背部，伴有胃脘胀满、心烦失眠、恶心欲呕、小便黄、大便干燥。舌质红、苔黄厚腻，脉弦数。B 超示：重度胆囊炎、胆囊内沉积物，泥沙样结石。患糖尿病 20 余年，2006 年 12 月 25 日空腹血糖为 10.8mmol/L。现服用二甲双胍片，每次 0.5g，每日 2 次。

辨证：肝郁血瘀，脾胃湿热。

治法：疏肝健脾，清利湿热，活血止痛。

处方：金钱草 10g，柴胡 5g，黄芩 5g，法半夏 5g，枳实 4g，川楝子 3g，青皮 3g，海金沙 7g（包煎），郁金 5g，姜黄 5g，甘草 2g，神曲 4g，木香 3g，白豆蔻 2g(后下)，莱菔子 7g，桃仁泥 6g。7 剂，水煎服，每日 1 剂。

2007 年 1 月 29 日二诊：患者服上方胁肋疼痛减轻，胃脘胀满稍有缓解，心烦欲呕减轻，大便每日 1 次，便时干燥，血糖 10.0mmol/L 左右，舌质红、苔黄，脉弦数。在原方基础上加强清热理气降糖。处方：金钱草 10g，柴胡 5g，黄芩 5g，法半夏 5g，枳实 4g，川楝子 3g，青皮 3g，海金沙 7g（包煎），郁金 5g，姜黄 5g，莱菔子 7g，桃仁泥 6g，甘草 2g，黄连 4g，地骨皮 7g，荔枝核 10g。14 剂，水煎服，每日 1 剂。

2007 年 3 月 12 日三诊：患者服完 14 剂后胁肋疼痛好转，停药后背隐痛，行 B 超检查：肝内脂肪偏多；胆结石（多发）伴炎性沉积（胆泥不除外）。晨起偶有心悸，其余症状均缓解，舌质红、苔白，脉弦细。二甲双胍片继续维持原剂量服用，血糖已能控制在 6.0mmol/L 左右。处方：金钱草 10g，柴胡 5g，黄芩 5g，法半夏 5g，枳实 4g，川楝子 3g，青皮 3g，海金沙 7g（包煎），郁金 5g，姜黄 5g，高良姜、香附各 4g，茵陈蒿 5g，蒲公英 7g，甘草 2g。14 剂，水煎服，每日 1 剂。心脏Ⅱ号 80g，每次 30 粒，每日 3 次。

2007 年 3 月 30 日四诊：患者不适诸症皆除，血糖稳定，改予丸药，以资巩固。心脏Ⅱ号 80g，每次 30 粒，每日 3 次。利胆Ⅱ号 80g，每次 30 粒，每日 3 次。

按：患者患有慢性胆囊炎多年，进食油腻食品后反复发作，同时患有糖尿病，血糖控制不理想，根据目前胃胀恶心、舌红苔黄厚腻等主症，辨证为肝胃气郁、湿热内蕴、痰瘀阻滞。治以疏肝健脾，清利湿热，活血止痛，方用解郁利胆汤加味。因患者胃脘不适，故加神曲、木香、白豆蔻健脾和胃；腹胀便秘，故加莱菔子、桃仁泥。二诊时肝胃不和症状缓解，复加黄连、地骨皮、荔枝核清热凉血、行气降糖。三诊加良姜、香附温中理气、舒肝止痛，茵陈蒿、蒲公英化湿清热、利尿解毒，两组药物加强原方疏肝清热、清热利湿之效。因伴有背痛、心悸，故加用心脏Ⅱ号益气活血、养心安神。患者主观症状缓解后，继予丸药巩固治疗。此案辨病与辨证相结合，治疗时抓住主要证候，用主方加味治疗，汤药与丸药合用，收到较好效果。

例 2：田某某，男，88 岁，2010 年 3 月 11 日就诊。

主诉：腹胀反复发作 1 年余。

现病史：患者于 2009 年初曾因腹痛、呕吐在内蒙古自治区人民医院就诊，诊断为胰腺炎、慢性胆囊炎、泥沙型胆结石，医院考虑其年龄因素，保守治疗近 1 个月，症状缓解出院。后每半月无明显诱因病情复发一次，近日症状加重，在内蒙古自治区医院 X 线等检查示："不完全性肠梗阻"，愿服中药治疗。现症见：腹胀、隐痛，脘腹拘急不舒，站立位尤其明显，纳呆食少，大便 2～3 日一行，量少难下，小便可，双下肢肿胀，面色无华，精神不振，乏力倦怠，眠尚可。专科检查：双下肢压痕（++）。理化检查：2010 年 2 月 20 日内蒙古自治区医院腹部 X 线示：不完全肠梗阻。面色萎白无华，精神差，行走不利，轮椅推入，双手足关节畸形，活动受限。

舌红、苔黄腻，脉沉略细滑。

辨证：肝胆郁滞，气滞湿阻，胃失通降。

治法：清胆利湿，行气活血，和胃调中。

处方：金钱草15g，柴胡7g，法半夏7g，黄芩7g，枳实4g，川楝子3g，青皮3g，海金沙10g（包煎），郁金7g，姜黄7g，高良姜4g，香附4g，吴茱萸6g，荜茇6g，甘草4g。7剂，水煎服，每日1剂。

2010年3月18日二诊：患者述服药后腹胀已不明显，能够少量进食，仍大便不调，双下肢水肿。舌暗红、苔黄腻，脉沉。一诊方调整药量金钱草10g，柴胡5g，法半夏5g，黄芩5g，海金沙7g（包煎），郁金5g，姜黄5g。7剂，水煎服，每日1剂。

2010年3月25日三诊：患者面色、精神转佳，腹胀已除，纳食转佳，仍有时大便不调，现双下肢水肿，四肢发凉。舌暗红、苔白，脉沉。以当归四逆汤加减治疗，处方：当归6g，桂枝7g，赤芍7g，桃仁7g，红花7g，川芎7g，地龙6g，细辛4g，通草4g，吴茱萸6g，荜茇6g，赤小豆7g，水蛭胶囊4粒，土鳖虫胶囊4粒，甘草2g。7剂，水煎服，每日1剂。加服利胆Ⅱ号120g，每次30粒，每日3次。

按： 患者年高体弱，患有多种慢性疾病，脾胃亏虚，升降失和，寒热错杂，致气机阻滞，腑气痹阻，则见腹胀甚，不能进食。朱老师认为其病机属本虚标实，并且肝胆郁结之标实证为急，故急则治标，当用大柴胡汤加减，以通腑泻邪，但恐患者年高不耐攻下，故去原方大黄，加用活血行气之良附丸，温中散寒之吴茱萸、荜茇等，寒热并用，药后腹胀除，中焦气机复常，标实之症已解。考虑患者年老体弱，气血亏虚，血虚寒凝，脉络瘀阻不通，水液代谢失调，经脉失于温煦，而引起的水肿、四末不温，故应补虚扶正，以温经通脉、活血化瘀、散寒利湿的当归四逆汤加减，温建中焦阳气，是为治本。

十一、抗变复肾方

【组成】乌梅4g，防风3g，柴胡5g，五味子4g，金钱草7g，白花蛇舌草7g，黄芪10g，桃仁5g，红花5g，益母草5g，党参7g，炒白术5g，升麻 3g，生地黄 6g，熟地黄 6g，巴戟天 4g，桑螵蛸 4g。

【功效】健脾益肾，疏风固表，活血解毒。

【主治】肾炎、肾病，如原发性肾小球肾炎、肾病综合征、IgA 肾病，以及糖尿病肾病，高血压肾病，过敏性紫癜肾炎，狼疮性肾炎等继发性肾炎、肾病。症见反复发作的浮肿、尿蛋白、尿潜血，或伴高血压、高脂血症，甚至进展为慢性肾功能不全。

【方解】

朱老师治疗肾病主张中西汇通、取长补短，既重视肾病的病理生理学改变，又重视中医病因病机演化，将西医的辨病和中医的辨证紧密结合，治疗思想强调三个方面：澄源、固本、截流。澄源，即消除肾病发生和复发的诱因，并调节与改善机体免疫状态，在肾病的治疗中为首要之关键。固本，即健脾固堤、培元护肾，扶助先后天之本，保护肾脏，有利于肾脏病变的恢复，为治本之法。截流，即收敛固摄以消除蛋白、止住血尿，对消除症状、促进肾病恢复有一定的作用，为治标之法。所以在澄源、固本、截流三法中，仍以澄源最为重要。抗变复肾方即以此三法为指导，精选药物配伍而成。

现代医学认为，原发性肾病多是由于免疫介导性炎症、免疫复合物沉积所致。免疫异常是肾病发生的主要原因，在此基础上引发某些炎症介质的参与，最终致使肾小球损伤而出现各种临床症状。而超敏反应不仅可因免疫功能下降而产生，有时还由于免疫功能亢进，临床中如何控制超敏反应就成为治疗肾病的关键。朱老师在几十年的临床工作中发现，现代医学所讲的免疫功能与中医理论所讲的升降开阖密切相关，中医药通过调节人体的升降开阖，在调节和改善免疫功能上具较为显著疗效。肾主气化、司开阖，开则机体代谢产物能排泄于外，如各种毒素及尿素氮、肌酐等；阖则体内精微物质如红细胞、蛋白质等重吸收而不泄漏。如果肾气开阖失畅，则容易出现体内精微外泄，如尿检时出现红细胞、白细胞、蛋白和管型等，以及毒物、水浊内留，如肌酐和尿素氮等测定值升高。气机不畅，反过来又可引起瘀、浊、毒等更加内阻。正如《素问·六微旨大论》所说："出入废则神机化灭，升降息则气立孤危。"因此，朱老师认为治疗时必须使气机升降有序、开阖复常，如此才能使人体阴阳平衡，正气得复，邪气得除。临床中，朱老师非常赞赏祝谌予教授创拟的过敏煎，认为此方体现了升降开阖的思想。研究表明，过敏煎不仅能抑制变态反应，还能拮抗炎症介质。朱老师认为，过敏煎中银柴胡、防风主升，主出，主开；乌梅、五味子主降，主入，主阖。再根据临床实际，辅以益气、活血、清热、解毒等法驱邪外出，则经络得通，气机得畅，开阖复常。朱老师根据现代药理研究和临床观察改方中银柴胡为柴胡，因柴胡的主要成分柴胡皂苷的抗炎作用与泼尼松龙相近，并有降低血浆胆固醇的作用。乌梅解痉，功效独特。朱老师用乌梅，意取其酸温，能利筋脉、缓痉挛，能改善肾小动脉痉挛，从而改善肾血液循环，达到修复损坏之目的。全方调节气机升降出入、恢复人体之开阖，以应天地之气，内能激发人体生命功能，外可驱入侵之邪，达到扶正驱邪的目的。同时，在过敏煎的基础上，朱老师又加入白花蛇舌草清热解毒，金钱草化湿解毒，二药合用具有抑制免疫反应以消除尿蛋白尿的临床效果。此外，从微观辨证来看，慢性肾病发展过程中，肾脏循环障碍导致的肾络瘀阻也成为肾病进展的重要因素，因此改善肾脏血液循环对于修复肾功能损害具有重要意义，朱老师选取益气活血法，药用黄芪、桃仁、红花、益母草，活血不伤正。以上十药，作澄源之用。

固本与截流往往可以并行，脾为后天之本，肾为先天之本，虚损性疾病多以脾肾亏虚为主。慢性肾病多病程缠绵，久病虚损，故该病以虚为主。慢性肾病的症状有水肿、蛋白尿、血尿等，以蛋白尿久不消除为难治。朱老师认为，蛋白质、红细胞均为人体之精微物质，脾主升清和统血，肾主水藏精，若脾肾亏损，不能升提、统摄和封藏，精微物质下注即形成蛋白尿、血尿，因此应该考虑到健脾固肾。首先健脾固堤：临床当补中益气、健脾固摄以作堤防之治。药用：黄芪、党参、炒白术、升麻。现代药理研究表明，黄芪能减少慢性肾炎尿蛋白的排泄，这与黄芪的摄精作用相吻合。党参、白术为健脾益气之要药，合黄芪、升麻，补中有升、固摄精微，防止精微物质流失。其次，培元护肾：肾主藏精，肾气亏虚则不能固摄人体精微而致其下注膀胱，故治宜补肾摄精。药用生地黄、熟地黄、巴戟天、桑螵蛸阴阳双补，培元护肾以摄精。

朱老师认为，对于肾病的治疗，应把握住本虚标实这一病理特征，在补肾健脾的基础上，调畅气机升降开阖，并注重肾脏虚损与痰浊、瘀血、湿热并存，在治疗中要发挥中医中药在抗变态反应上的优势，这就是前面所提到的澄源、固本、截流的精髓所在。

【加减】

1.朱老师通过对大量肾病患者长时期追踪观察发现，其肾病发作或复发者常伴有隐匿的感染难于控制。隐匿感染者，多无症状，临床中很难进行有针对性的预防和治疗，而且抗生素治疗疗效较差，甚至基本无效。若以大量免疫抑制药或激素冲击治疗，应用不当，会对机体产生副作用或严重损害。此类情况中医认为属于久病瘀血、湿热、痰浊等因素互生并存，胶结难解。因此，应结合感染发生的三焦脏腑部位，在主方中配合辅助治疗方法，加强主方的治疗作用，临床效果突出且不易产生耐药性。

（1）咽部炎症：多见扁桃体炎、慢性咽炎，常见咽干、咽痒、时有咳嗽、咯痰等症状。主方中配以咽炎经验方，药用：生地黄、玄参、麦冬、诃子、桔梗、甘草、马勃、山豆根、木蝴蝶、蝉蜕、僵蚕、石韦、车前子。

（2）生殖系统感染：女性多见慢性盆腔炎，常见小腹疼痛、月经不调、白带增多、阴痒等。主方中配以薏苡附子败酱散加味：薏苡仁、制附子、败酱草、土茯苓、红藤、淫羊藿、韭子、蛇床子、小茴香、荔枝核、乌药、乌贼骨、鸡冠花、椿根皮。男子多见前列腺炎，常见会阴、小腹抽痛，尿浑浊或尿白如膏脂等。上方去乌贼骨、鸡冠花、椿根皮，加滋肾通关丸（知母、黄柏、肉桂），或佐以九香虫、刺猬皮、雄蚕蛾。

（3）胃肠道炎症：多见于慢性胃炎、胃溃疡、结肠炎、阑尾炎等，常见胃痛、腹泻、纳差等伴随症状。慢性胃炎主方中配以黄芪建中汤加减，药用：黄芪、桂枝、白芍、高良姜、香附、吴茱萸、荜茇、神曲、木香、白豆蔻、蒲黄、五灵脂等；慢性结肠炎主方中配以升阳益胃汤加减，药用：黄芪、党参、炒白术、羌活、独活、防风、炒山药、黄连、陈皮、半夏、炙甘草、茯苓、泽泻。

（4）皮肤感染：患者由皮肤的毛囊炎、多发性疖肿而诱发，或因疖肿的不断发生而使肾炎病情反复。主方中配以五味消毒饮，药用：金银花、连翘、紫花地丁、野菊花、天葵子等。

（5）泌尿系感染：尿频，尿时有灼热感，或有腰痛、夜尿多等症状。主方中配以八正散或导赤散，药用：萹蓄、瞿麦、黄柏、栀子、滑石、车前子、生甘草、竹叶、通草、白茅根等。

2.如蛋白尿明显时，通常要加大补肾固精等药物的用量，如淫羊藿、菟丝子、枸杞子、肉苁蓉、补骨脂等，或选用朱老师降尿蛋白经验配伍川芎、僵蚕。

3.如血尿明显时，可加入仙鹤草、墨旱莲、茜草、赤芍、牡丹皮、水牛角、生地黄、龙眼肉、酸枣仁、紫草等以加强收敛止血、凉血止血之功效；或选用朱老师经验方配伍黄柏、蒲黄炭药对，以清热收敛止血。

4.肾性贫血者，可选用紫河车。紫河车是血肉有情之品，性味甘温，入肾经，益气养血，禀先天精气而成，得精血气化最多，故能大补气血，与黄芪、灵芝合用，加强益气生血之功，使精微生化有源。

5.朱老师认为，慢性肾病缠绵难愈，久必致瘀。患者毒瘀化热，加之长期服用激素，导致内分泌失调，瘀毒得以蔓延全身，往往引起其他部位的病变。瘀毒常与痰浊、湿热互结而为患，形成新的致病因素。而这些病变又能诱发慢性肾病的反复发作，使之缠绵难愈。朱老师强调，在补益脾肾、调节气机的同时，必须紧紧抓住兼症的治疗，阻止瘀毒的加重。故常用水蛭、蜈蚣、全蝎、土鳖虫、地龙、僵蚕等虫类通络之品，以毒攻毒，深入络隧，清其瘀毒，固其脉道，以防其脉虚而毒再瘀阻。

6.若肾病经久不愈，或治疗不当，最终发展成为慢性肾衰。慢性肾衰患者肾功能滤过功能严重下降，不能正常排泄代谢产物，导致体内肌酐、尿素氮等代谢产物的蓄积，属中医学浊毒范畴。浊毒会加重肾功能的损害而造成恶性循环。朱老师认为，肾阳虚衰、浊毒不化是慢性肾衰的主要病机，常加用温脾汤，或制附子、大黄等以补肾振阳、清热泄毒。其中附子为补阳药，可振奋阳气，激活肾小球，恢复肾功能。大黄可抑制肠道对含氮物质的吸收，排泄尿素氮，降低血肌酐，对氮质血症有效。二者相配，温阳与通腑并用，使阳气得复，邪亦有出路，避免只用温补而闭门留寇之弊。朱老师认为，在运用大黄时要随患者的大便改变而灵活加减剂量，使患者的大便保持在每天 2～3 次，且粪质偏稀为宜。并可用炙大黄 30g、煅牡蛎 30g、红花 15g、诃子 15g，水煎 100～150mL，高位灌肠，保留 30 分钟到 1 个小时，可改善酸中毒，并促进肾功能恢复。

【验案举隅】

例 1：慢性肾炎

边某，男，24 岁，1998 年 3 月 2 日初诊。

主诉：头晕、乏力 3 个月余。

现病史：患者于 3 个月前无明显诱因出现头晕、乏力，并伴有复发性口疮，偶有血压升高，在内蒙古医学院附属医院就诊，诊断为慢性肾炎、肾性高血压，经住院治疗效果不明显，遂来朱老师处就诊。刻下症：头晕、乏力、腰困，舌暗红、苔白。检查 B 超：双肾轻度弥漫性损害。尿常规：PRO（+），BLD（+++），RBC：14–16/HP。

辨证：脾肾亏虚，开阖失司，瘀血阻滞。

治法：健脾益肾，疏风固表，调畅开阖，活血解毒。

处方：乌梅 4g，防风 3g，柴胡 5g，五味子 4g，雷公藤 7g，白花蛇舌草 7g，黄芪 10g，红花 5g，益母草 5g，熟地黄 6g，补骨脂 4g，桑螵蛸 4g，党参 5g，炒白术 4g，水蛭胶囊 4 粒，三七末 1g（冲服），炮山甲 5g（先煎），莪术 5g，茜草 4g，白茅根 7g，甘草 2g。水煎服，每日 1 剂，连服 1 个月。

1998 年 4 月 9 日二诊：患者坚持服药 1 个月余，诸症大减，口腔溃疡发作。在原方基础上加玄参 4g、寒水石 7g、知母 4g，以清热生津、养阴敛疮。每日 1 剂，继服 2 周。

1998 年 4 月 23 日三诊：患者除口腔溃疡外诸症消失，舌质由暗红变红。查 B 超示：双肾未见明显异常，尿常规各项指标均正常。上方基础上去寒水石、水蛭、炮山甲、莪术、玄参、知母、三七，加生地黄 4g、麦冬 4g、生石膏 7g、黄连 3g、升麻 5g、川芎 5g、僵蚕 4g。以此方为主，连续服用 3 个月余，停药。随访 10 年，病情稳定无复发。

按：本案患者为慢性肾炎伴发口腔溃疡，起病隐匿，患病日久，开阖失常，脾肾内损。慢性肾炎与复发性口腔溃疡均为免疫失调疾患，开阖失常则互相影响，反复发作，且容易感受外邪；脾虚则清阳不升，肾虚则髓海不足，清窍失于濡养则见头晕。久病致瘀，瘀血停留，阻滞经脉，则气血不能上荣头目见头晕。脾气虚弱，则身疲乏力；肾精不足，则腰身困痛。舌质紫暗、脉沉涩为瘀血内阻之证。开阖失常、脾肾不足为本，瘀血阻滞为标。朱老师立法处方重在调理开阖，祛邪扶正并用，调节免疫，治以补肾健脾、活血化瘀，同时加用生地黄、玄参、麦冬、生石膏、黄连、知母等清热生津、育阴敛疮治疗口腔溃疡。中西病理契合，标本皆顾，临床疗效显著且巩固。

例2：肾病综合征

范某某，女，7岁，1998年7月8日就诊。

主诉：反复浮肿3个月，伴咽痛1周。

现病史：患者于1998年4月因全身浮肿、少尿去内蒙古医学院第一附属医院就诊，经化验检查诊断为"肾病综合征"，予强的松60mg/d和免疫抑制剂治疗，症状时轻时重，反复发作。近日又伴咽喉疼痛，欲求中医治疗，故来朱老师门诊就诊。刻下症：双下肢浮肿，少尿，咽喉疼痛，纳食可，眠安，咽红。舌质红、苔白，脉浮滑数。理化检查：尿常规：PRO（++），WBC：1~3/HP，血脂分析：CHO：6.2mmol/L，TG：4.02mmol/L。

辨证：脾肾亏虚，开阖失常，风热上壅。

治法：健脾益肾，疏风固表，调畅开阖，清热利咽解毒。

处方：乌梅2g，防风1.5g，柴胡2.5g，五味子2g，白花蛇舌草2g，黄芪5g，桃仁2.5g，红花2.5g，益母草2.5g，生地黄2g，熟地黄2g，玄参2g，麦冬2g，桔梗1.5g，射干1.5g，山豆根2.5g，麻黄1.5g，茜草2g，白茅根3.5g，鱼腥草3.5g，甘草1g。30剂，水煎服，每日1剂。强的松改为30mg/d。

1998年8月9日二诊：患者服药1个月余，双下肢浮肿明显减轻，尿量明显增加，咽痛消失，纳食可。舌质稍暗，舌苔白，脉沉。理化检查：尿常规：PRO（++），WBC：1~3/HP。初诊方去玄参、麦冬、桔梗、射干、山豆根、麻黄、鱼腥草，加党参5g、炒白术4g、升麻3g、川芎5g、僵蚕4g、淫羊藿5g、菟丝子5g、灵芝5g、甘草2g、金钱草7g、巴戟天4g、水蛭 4g、紫河车 4g。30 剂，水煎服，每日 1 剂。

1998 年 9 月 18 日三诊：双下肢轻度浮肿，理化检查：PRO（－），WBC：0–2/HP，血脂分析 CHO：3.02mmol/L，TG：1.21mmol/L。处方：乌梅 4g，防风 3g，柴胡 5g，五味子 4g，白花蛇舌草 7g，黄芪 10g，桃仁 5g，红花 5g，益母草 5g，熟地黄 6g，桑螵蛸 4g，党参 5g，炒白术 4g，升麻 3g，川芎 5g，僵蚕 4g，淫羊藿 5g，菟丝子 5g，灵芝 5g，甘草 2g，金钱草 7g，巴戟天 4g，水蛭 4g，紫河车 4g。30 剂，水煎服，每日 1 剂。

按：朱老师认为，该患者肾病久病不愈的主要原因在于脾肾内虚、开阖失常、外邪入侵。而诱发复发的病源在咽部，故控制咽部炎症，成为关键。初诊在肾炎方"培本、截流"为主的基础上，加治疗咽炎经验方增液利咽方疏风清热以"澄源"，消除诱发因素。二诊时咽痛痊愈，去咽炎方，加补益脾肾、活血通络之品以培补正气、标本同治。

例 3：IgA 肾病、肾病综合征

张某某，男，42 岁，2009 年 1 月 8 日就诊。

主诉：倦怠乏力半年余。

现病史：患者述 2005 年单位体验时，尿常规检查示：尿蛋白（+++），血压增高，遂求诊于北京大学医院。行肾穿刺，诊断为 IgA 肾病（Ⅳ），代谢综合征，并给予相关的西药及中药治疗 2 年余，病情无明显好转。2008 年 6 月，经人介绍求诊于朱老师，刻下症：近期因寒凉劳累，出现腰痛，阴囊潮湿，受凉后恶心，易乏力，时有腹痛腹泻。舌质淡略暗、苔薄白，脉沉。理化检查：尿蛋白（++），隐血（－）；血脂分析 TG：2.24mmol/L。

辨证：脾肾亏虚，开阖失常，瘀血阻络，胃肠失和。

治法：补益脾肾，疏风固表，调畅开阖，活血解毒，清肠和胃。

处方：乌梅 4g，防风 3g，柴胡 5g，五味子 4g，金钱草 7g，白花蛇舌草 7g，黄芪 10g，桃仁 5g，红花 5g，益母草 5g，生地黄 6g，熟地黄 6g，巴戟天 4g，桑螵蛸 5g，党参 7g，炒白术 5g，升麻 3g，川芎 5g，僵蚕 4g，黄连 4g，木香 4g，白芍 4g，吴茱萸 4g，荜茇 4g，秦皮 7g，赤石脂 7g，马齿苋 7g，淫羊藿 5g，菟丝子 5g，灵芝 5g，白茅根 7g，水蛭胶囊 4 粒，土

蟅虫胶囊 4 粒，紫河车胶囊 4 粒，甘草 2g。14 剂，水煎服，每日 1 剂。

2009 年 4 月 9 日二诊：患者加减服药 2 个月余，腰痛、阴囊潮湿、腹痛腹泻已消失。现仍易疲劳，偶有眩晕，血压时有升高。舌质淡红、苔白，脉沉。尿 PRO（＋）。一诊方减黄连、木香、吴茱萸、荜茇、秦皮、赤石脂、马齿苋、淫羊藿、菟丝子，加炙龟甲 5g（先煎）、炙鳖甲 5g（先煎）、女贞子 4g、墨旱莲 4g、姜黄 5g、葫芦巴 5g、豨莶草 7g、夏枯草 7g、黄芩 7g、杜仲 7g、代赭石 7g（先煎）、珍珠母 7g（先煎）、石决明 7g（先煎）。7 剂，水煎服，每日 1 剂。

按：患者病情缠绵，时轻时重，以倦怠乏力为主，朱老师综合分析认为，患者病情反复发作诱因在于慢性胃肠炎症，病机主要责之于脾肾亏虚、瘀血阻络、胃肠失和，以补益脾肾、活血化瘀、调理开阖、调和胃肠为治法。故在抗变复肾方基础上佐以黄连、木香、白芍清肠化湿，秦皮、赤石脂、马齿苋清热解毒、涩肠止泻；吴茱萸、荜茇佐助黄芪、党参、白术、升麻，增强全方的升阳止泻、升清固精之效。二诊时患者胃肠症状好转，但肝肾阴虚、阴虚阳亢证候明显，故在原方基础上增入炙龟甲、炙鳖甲、女贞子、墨旱莲、葫芦巴、杜仲滋补肝肾、平肝潜阳，豨莶草、夏枯草、黄芩清肝火，代赭石、珍珠母、石决明重镇潜阳。朱老师注重在主方基础上，通过辨病辨证，抓住疾病反复迁延之关键诱因，佐入经验药组予以针对性治疗，点面兼顾，效果甚佳。

例 4：系统性红斑狼疮、狼疮性肾炎

柴某，女，19 岁，1998 年 1 月 22 日就诊。

主诉：确诊系统性红斑狼疮、狼疮性肾炎 1 年余。

现病史：患者 1996 年 10 月因发热伴关节疼痛，在厦门某医院确诊为"系统性红斑狼疮、狼疮肾"。当时给予强的松 60mg/d、雷公藤多苷 6 片/d 治疗，治疗效果不明显。刻下症：饮食尚可，眠安，咽红充血。舌质暗红、苔白，脉沉。尿常规：PRO（＋＋＋），RBC：10–15/HP，颗粒管型：2–3/HP。理化检查：C3：0.81，C4：0.26，ANA 抗体：80 倍（＋），CIC：700，IgG：7.2，IgA：1.14，IgM：0.96，肾功能：BUN：4.89，Cr：76.2μmol/L。

辨证：脾肾亏虚，开阖失常，瘀血内阻，痰热结喉。

治法：健脾益肾，疏风固表，调畅开阖，活血解毒，清痰利咽。

处方：乌梅 4g，防风 3g，柴胡 5g，五味子 4g，雷公藤 7g，黄芪 10g，白花蛇舌草 7g，桃仁 5g，红花 5g，益母草 5g，生地黄 6g，熟地黄 6g，补骨脂 4g，桑螵蛸 4g，党参 7g，炒白术 4g，玄参 4g，麦冬 4g，桔梗 4g，木蝴蝶 4g，山豆根 7g，茜草 4g，水蛭 7g，紫河车 7g，白茅根 7g，甘草 2g。30 剂，水煎服，每日 1 剂。强的松 20mg/d，雷公藤多苷 6 片 /d。

1998 年 4 月 17 日二诊：患者服药 3 个月余，现晨起咽痛，大便一日 2 次，便溏，便前腹痛，时有腰痛，睡眠一般。舌质红、苔白，脉沉细涩。尿常规：PRO（+），RBC：2-3/HP。一诊方去木蝴蝶、茜草、紫河车，加胖大海 4g、黄芩 5g、木香 3g、白芍 4g、诃子 4g、半枝莲 7g。30 剂，水煎服，每日 1 剂。口服强的松 10mg/d，雷公藤多苷 3 片 /d。

1998 年 10 月 21 日三诊：患者服药半年，激素减至 7.5mg/d，雷公藤已停，月经已来，尿蛋白转阴，仍咽干，喉中有痰，大便每日 1～2 次，时腰痛，纳可，眠佳。尿常规：PRO（-）。二诊方去补骨脂、胖大海、黄芩、木香、白芍、诃子、半枝莲，加巴戟天 4g、僵蚕 4g、蝉蜕 3g、生石膏 7g、知母 4g、肉桂 1g、升麻 3g、威灵仙 5g、络石藤 5g、磁石 5g、怀牛膝 4g、蜈蚣 2 条。30 剂，水煎服，每日 1 剂。

按： 该患者就诊时，服用激素、雷公藤病情虽有所控制，但持续尿蛋白对肾脏损害较大，且患者长期服用激素体型改变、闭经等副作用已凸显。朱老师认为，其证属开阖失常、脾肾亏虚、瘀血阻络、精气失固，治疗始终以调畅开阖、健脾益肾、活血化瘀、固精止泻为主；而病情反复则多属正虚易感外邪，内外同病，导致机体免疫功能紊乱所致，临证根据患者具体症状，针对性选用养阴清痰利咽、调理肠腑、通经活络等法，从而获取满意疗效。

例 5：过敏性紫癜、紫癜性肾炎

李某某，女，26 岁，2005 年 8 月 22 日就诊。

主诉：双下肢散在出血点 10 个月，血尿、蛋白尿半年。

现病史：2004年底，无明显诱因患者突然出现全身出血点、色红伴瘙痒。在内蒙古自治区人民医院经化验检查（具体项目不详），确诊为"过敏性紫癜"，予抗过敏和改善毛细血管脆性对症治疗。症状缓解后，后每遇饮食不当或感冒、劳累后，上述症状复发。半年前查尿常规发现潜血、蛋白尿，确诊"紫癜肾"。予以对症治疗，症状缓解不明显。刻下症：双下肢散在出血点，色红，无紫斑，咽痛，咽部充血，咳嗽，咯黄痰、腰痛，手足心热，眠差，大便不成形。舌质淡红、苔白，脉浮缓。理化检查：尿常规：BLD（++），PRO（+−），RBC：3−6/HP，WBC：5−10/HP。

辨证：脾肾亏虚，开阖失司，瘀血内阻，风热结喉。

治法：健脾益肾，疏风固表，调畅开阖，化瘀解毒，清热利咽。

处方：乌梅4g，防风3g，柴胡5g，五味子4g，金钱草7g，白花蛇舌草7g，黄芪10g，桃仁5g，红花5g，益母草5g，生地黄6g，熟地黄6g，巴戟天4g，桑螵蛸4g，党参7g，炒白术4g，升麻3g，川芎5g，白僵蚕4g，玄参4g，麦冬4g，桔梗4g，山豆根7g，马勃7g，诃子4g，蝉蜕3g，木蝴蝶4g，石韦5g，车前子4g，鱼腥草7g，黄芩7g，黄连3g，木香3g，白芍4g，吴茱萸4g，萆薢4g，龙眼肉4g，炒酸枣仁4g，仙鹤草7g，墨旱莲4g，黄柏5g，蒲黄炭4g，淫羊藿5g，菟丝子5g，灵芝5g，水蛭4g，土鳖虫4g，紫河车4g，白茅根7g，甘草2g。21剂，水煎服，每日1剂。

2005年9月23日二诊：服药后，患者双下肢散在出血点消失，咽痛咳嗽消失，仍腰困，手足心热缓解，小腹胀满，白带量多色黄，饮食可，二便调，睡眠一般。舌质红、苔黄，脉浮缓。尿常规：BLD（+），PRO（−），RBC：1−3/HP，WBC：40−50/HP，扁平上皮细胞：（+）。一诊方去生地黄、玄参、麦冬、桔梗、山豆根、马勃、诃子、蝉蜕、木蝴蝶、石韦、车前子、鱼腥草、黄芩、黄连、木香、白芍、吴茱萸、萆薢、菟丝子，加煅龙骨、煅牡蛎各7g（先煎）、败酱草7g、土茯苓7g、苦参7g、韭子5g、蛇床子5g、山药4g、芡实4g、白扁豆4g、乌贼骨5g、椿根皮5g、鸡冠花5g、小茴香4g、荔枝核4g、乌药3g。30剂，水煎服，每日1剂。

2005年12月2日三诊：患者尿蛋白转阴，小腹仍胀，带下已明显减少、色白，余无明显不适。理化检查：尿常规（−）。二诊方减山药、白扁豆、芡实。10 剂，研细末，每次 2g，每日 3 次，温开水送服。

按： 该患者患过敏性紫癜诱发紫癜性肾炎。朱老师在辨病辨证治疗中，强调审证求因，重视清除导致该病反复发作的感染源。详审该患病情迁延加重及历次就诊时出现的客观症状，主要有呼吸系统炎症所致反复咽痛、咯痰等，生殖系统炎症导致反复发作的腹痛、带下等，消化系统炎症所致的大便不成形等。因此，在抗变复肾方基础上，佐以生地黄、玄参、麦冬、桔梗、山豆根、马勃、诃子、蝉蜕、木蝴蝶、石韦、车前子、鱼腥草清肺解毒利咽；佐以黄连、木香、白芍、吴茱萸、萆薢清肠化湿、缓急温中；山药、芡实、扁豆健脾敛湿止带，煅龙牡收湿止带，土茯苓、败酱草、苦参清热利湿、化浊解毒止带，乌贼骨、椿根皮、鸡冠花燥湿解毒、活血止带，小茴香、荔枝核、乌药疏肝行气、温经止痛。基础方与经验药组联合配伍使用，层次井然，收到较好效果。

例 6：糖尿病肾病

王某某，女，66 岁，2009 年 11 月 24 日就诊。

主诉： 眼睑浮肿近 1 个月。

现病史： 患者糖尿病史 10 余年，近 1 个月无明显诱因，经常乏力倦怠，大便溏泄，晨起眼睑浮肿。当地医院化验检查，尿常规：GLU（++），尿蛋白（+）；肾功能：BUN↑10.92 mmol/L（2.8-7.8），Cr↑100.6μmol/L（44-98），FDG↑10.10 mmol/L（3.9-6.1）；甘油三酯：↑4.25 mmol/L（0.56-1.7），低密度脂蛋白：↑5.69 mmol/L（< 3.37）；ECG：S-T 段改变。诊断为"糖尿病肾病""冠心病""脂肪肝"。刻下症：精神不振，乏力倦怠，大便溏泄，晨起眼睑浮肿。舌红暗、苔少，脉沉略细。

辨证： 脾肾亏损，开阖失司，气化失司，邪毒内蕴。

治法： 补益脾肾，疏风固表，调畅开阖，化瘀通络，降糖解毒。

处方： 乌梅 4g，防风 3g，柴胡 5g，五味子 7g，金钱草 7g，白花蛇舌草 7g，黄芪 15g，桃仁 7g，红花 7g，益母草 7g，生地黄 8g，熟地黄 8g，巴戟天 6g，桑螵蛸 6g，党参 10g，炒白术 7g，升麻 5g，川芎 7g，僵蚕 6g，玄参 6g，麦冬 6g，生石膏 15g，知母 12g，生薏苡仁 12g，黄连 7g，地骨皮 10g，荔枝核 15g，桑叶 15g，鬼箭羽 15g，当归 6g，桂枝 7g，赤芍 7g，地龙 6g，细辛 4g，通草 4g，吴茱萸 6g，萆薢 6g，炙大黄 10g（后下），制附子 10g（先煎），淫羊藿 7g，韭子 7g，蛇床子 7g，灵芝 7g，木香 3g，白芍 4g，秦皮 7g，赤石脂 7g，马齿苋 7g，水蛭胶囊 4 粒，白茅根 10g，紫河车胶囊 4 粒，土鳖虫胶囊 4 粒，甘草 3g。7 剂，水煎服，每日 1 剂。

2009 年 12 月 15 日二诊：患者服药 20 天，诸症好转，精神转佳，近日时头痛，下午自觉身冷不舒，仍大便溏泄，余未述。理化检查：尿常规（-），空腹血糖（FPG）：6.43mmol/L。舌暗红、苔薄白，脉沉细。初诊方继服 7 剂，水煎服，每日 1 剂。兼服颈椎Ⅱ号 120g，每次 30 粒，每日 3 次。

2010 年 1 月 5 日三诊：患者服药 20 天，自觉症状较前减轻，头痛、身冷等症已解，有时胃脘不舒，大便溏泄。理化检查：空腹血糖（FPG）：7.6mmol/L。舌暗红、苔薄白，脉沉。初诊方加肉桂 6g，14 剂，水煎服，每日 1 剂。胃肠Ⅲ号 240g，每次 30 粒，每日 3 次。

2010 年 1 月 26 日四诊：患者连续服药 21 剂，自觉诸症好转，精神好，体力增强，大便成形，每日 1 次。理化检查：尿常规（-），肾功能（-），空腹血糖（FPG）：6.70mmol/L。舌暗、苔白，脉沉弱。汤药方不变，21 剂，水煎服，每日 1 剂。颈椎Ⅱ号 120g，每次 30 粒，每日 3 次。

按：朱老师认为，该患者年老多病，脏腑功能虚衰，开阖失常，气化不利，血脉瘀滞，水液代谢失调，瘀毒内停。脾肾为人体先后天之根本，故治疗当先补益脾肾，调理开阖，活血化瘀。同时，瘀毒内阻，为防他变，必攻补兼施，以制附子、当归四逆汤与炙大黄同用，温里攻下，去菀陈莝。此外，辨证求因，患者糖尿病系导致脏腑虚衰的主要因素，故在治疗时应重点考虑调节血糖，故佐以润燥降糖方（生地黄、玄参、麦冬、生石膏、知母、薏苡仁、黄连、地骨皮、荔枝核、桑叶、鬼箭羽）等，清热润燥，行气活血，解毒降糖。朱老师认为，糖尿病肾病虽与其他因免疫因素所致肾病病理有所差异，但其临床症状和证候演变相似，根据中医异病同治的原则，采用抗变复肾方加减治疗，亦取得了一定疗效。

十二、升阳利肠方

【组成】黄芪 10g，党参 5g，炒白术 4g，黄连 3g，陈皮 3g，法半夏 4g，茯苓 4g，羌活 3g，独活 3g，柴胡 5g，白芍 4g，吴茱萸 4g，荜茇 4g，甘草 2g。

【功效】健脾升清，疏风胜湿，温中止泻。

【主治】结肠炎。症见大便泄泻，便意频频，肛门重坠，或里急后重，便下不爽，或便下脓团污血，或便秘腹胀等。舌淡苔白，或白腻、白滑。

【方解】

结肠炎属于中医学"泄泻""肠澼""肠风"等范畴，《素问·太阴阳明论》云："食饮不节，起居不时，则阴受之，阴受之则入五脏，入五脏则满闭塞，下为飧泄，久为肠澼。"本病主要症见下腹疼痛、便意频数、黏液脓血便、肛门及下腹部坠胀不适感等，病情轻重不一。《难经》云："大瘕泄者，里急后重，数至圊而不能便。"《伤寒杂病论》《备急千金要方》又分别称之为"下利""滞下"。《素问·灵兰秘典论》云："大肠者，传道之官，变化出焉。"陈士铎《辨证录》云："脾胃之土伤，难容水谷，遂腹痛而作泻矣。泻久而糟粕已尽，脾乃传肝木之气于肾，而肾见其子之气，乃相助而作恶，忘其自损母气也。红白相间者，肝不藏血而红见，肾不藏精而白见也。"说明本病的产生涉及大肠、脾、肝、肾多个脏腑。但综考其要，本病的根本在于脾胃虚弱，运化不足，脾升清、胃降浊功能失调，水湿停聚，导致大便泄泻、便意频频、肛门重坠等症，故脾虚湿盛为病机关键，本虚标实是其基本病机。因此，针对本例患者之脾虚肠滑、中气下陷之证，朱老师选用《内外伤辨惑论》中升阳益胃汤，该方具有健脾升阳、疏风胜湿、固肠止泄的功效，并佐以温中疏肝之法。方中黄芪、党参、白术健运脾胃、升举中阳以治疾病之本；吴茱萸、荜茇温运中焦，助脾运之恢复，可增强全方温升之力；黄连、半夏、茯苓、陈皮燥湿健脾以去本病之标，羌活、独活疏风以助祛湿；柴胡、白芍疏肝以助脾运。

【加减】

1. 便秘型结肠炎，去羌活、独活，加桃仁 6g、杏仁 6g、莱菔子 7g、火麻仁 6g、牵牛子 7g，润肠消积，化腐通便。

2. 腹泻型结肠炎，粪质偏稀者，加山药 4g、白扁豆 4g、莲子 4g、芡实 4g，健脾燥湿止泻，或加诃子 4g、芡实 4g、海螵蛸 5g，收敛燥湿止泻。

3. 泻后肛门灼热者，加葛根 7g、黄芩 5g、黄连 3g、秦皮 5g、马齿苋 5g、白头翁 5g，清热燥湿，解毒止泻。

4. 溃疡性结肠炎，病程日久，溃疡难愈者，可加入白蔹 5g、五倍子 5g、石榴皮 5g，清热涩肠，收湿敛疮。

5. 晨起即泻，或五更泄泻者，加补骨脂 5g、肉豆蔻 4g、五味子 4g，温补命门，暖火生土。

6. 腹痛胀气，里急后重者，可加莱菔子 7g、牵牛子 7g、木香 3g，通因通用，化腐生新。

【验案举隅】

例1：刘某，男，75 岁，2008 年 12 月 12 日初诊。

主诉：慢性结肠炎 20 余年。

现病史：患者患慢性结肠炎 20 余年，大便秘结，粪质不坚硬，难排出，大便每 5～6 天一行，便后感觉身体虚弱无力，倦怠懒言，常服麻仁滋脾丸，服之稍好，停药后又如从前。现大便数日不通，虽自觉有便意但解下困难，身体疲乏，倦怠懒言，语声低微，腹部胀痛感，舌淡、苔白，脉虚弱无力。

辨证：脾虚肝郁，肠腑气滞。

治法：补益脾肺，疏肝润肠。

处方：黄芪 10g，党参 7g，炒白术 5g，黄连 4g，陈皮 3g，法半夏 4g，茯苓 4g，柴胡 5g，白芍 4g，吴茱萸 6g，荜茇 6g，秦皮 7g，马齿苋 7g，桃仁 6g，杏仁 6g，炒莱菔子 7g，牵牛子 7g，甘草 2g。14 剂，水煎服，每日 1 剂。

2008 年 12 月 26 日二诊：患者服上方药后排便通畅，每日皆可解一次大便，且精神体力较前增强，嘱其隔日 1 剂，继服 14 剂。

按：朱老师认为，本案患者年老体弱，肺脾之气不足，肺与大肠相表里，肺气虚则大肠传导失常；中焦脾气不足，清阳不升则浊阴不降，而导致气虚无力推动，出现大便虽不坚干却难下。患者病情缠绵，脾虚不运，中焦升降失常，因虚而滞，导致腹部胀痛。由于该病终是肺脾气虚所致，朱老师选用升阳利肠汤加减以补益脾肺之气，行滞通便，使清阳升、浊阴降。方以黄芪、党参、炒白术益气健脾使清阳得以上升，气足则推动有力；陈皮、法半夏、茯苓、黄连理气和胃降逆，与前之药物配合共奏升清降浊之功；柴胡、白芍疏肝达郁，以增强理气除满之效；吴茱萸、荜茇温中以增强黄芪、党参、白术温升之力；秦皮、马齿苋清热利湿、化腐解毒；桃仁、杏仁降肺气，润燥通便；莱菔子、牵牛子消积除满、祛腐生新。全方调畅三焦，补益肺脾，宣肺降气，舒畅中焦，通利大肠，从而使顽固性便秘得以痊愈。

例 2：吕某，女，45 岁，2003 年 2 月 28 日初诊。

主诉：晨起腹泻 6 年余。

现病史：患者自述 6 年来，每日清晨 3～6 时大便 3～4 次，大便急迫，粪质稀薄，曾到医院按慢性肠炎治疗未见明显效果。刻下症：患者每日晨起小腹胀痛，腹泻 3～4 次，粪质偏稀，夹杂一些未消化食物，泻后胀痛缓解，受凉则加重。伴有头晕气短，乏力懒言，精神不振，畏风怕冷，舌质淡、苔薄白，脉濡缓。

辨证：脾阳虚陷，肠腑失固。

治法：健脾升阳，收敛固肠。

处方：黄芪 10g，党参 5g，炒白术 4g，黄连 3g，陈皮 3g，法半夏 4g，茯苓 4g，羌活 3g，独活 3g，柴胡 5g，白芍 4g，吴茱萸 4g，荜茇 4g，诃子 4g，芡实 4g，乌贼骨 5g，甘草 2g。7 剂，水煎服，每日 1 剂。

2003 年 3 月 8 日二诊：患者服药后症状明显减轻，但仍自觉怕冷，手脚发凉。初诊方增入温肾固涩之品。处方：黄芪 10g，党参 5g，炒白术 4g，黄连 3g，陈皮 3g，法半夏 4g，茯苓 4g，羌活 3g，独活 3g，柴胡 5g，白芍 4g，吴茱萸 4g，荜茇 4g，诃子 4g，芡实 4g，海螵蛸 5g，甘草 2g，肉豆蔻

4g，五味子 4g，补骨脂 5g。7 剂，水煎服，每日 1 剂。

药尽病愈，后随访晨泻现象未再发生。

按：朱老师认为，患者发病具有明显的时间性，归属于五更泄范畴。主要是由于在肾阳虚的基础上，火不生土，脾阳虚衰尤甚，中焦升举无力，该升不升，运化不及，水反为湿，谷反为滞，湿滞交阻，导致清晨腹泻。朱老师针对本患者脾虚气陷、火不生土的症状尤为突出，故在升阳利肠方的基础上，重点配伍治疗五更泻的特效专方四神丸，以升脾胃阳气，燥肠中湿邪，温命门以暖脾土。并且升阳利肠方中风药疏风胜湿，且可以缓肝理脾，升补与收敛固涩相辅相成，故药到病愈。

例 3：李某，女，37 岁，2006 年 12 月 4 日初诊。

主诉：腹痛，便溏，肛门重坠不适 3 年余。

现病史：患者自 2003 年以来，食后即腹痛、肠鸣、便意频频，大便每日 2～3 次，于 2003 年、2004 年分别在三甲医院做肠镜检查，先后诊断为直肠炎、乙状结肠炎，曾予静脉滴注抗生素 20 天后腹痛减轻，但仍遗有肠鸣。此后 3 年中常自觉不适，断断续续发作。刻下症：面色萎黄无华，气短懒言，肠鸣，时有腹痛，吃生冷或不易消化食物即腹泻，尤为苦恼的是食后即便意频频，影响正常生活和工作。舌质淡、苔白腻，脉左弦细，右缓弱。

辨证：脾虚肠滑，中气下陷。

治法：健脾升阳，固肠止泻。

处方：黄芪 15g，党参 10g，炒白术 7g，黄连 4g，陈皮 3g，法半夏 4g，茯苓 4g，羌活 3g，独活 3g，柴胡 5g，白芍 4g，吴茱萸 4g，荜茇 4g，秦皮 5g，赤石脂 5g，桃仁 6g（打碎），杏仁 6g（打碎），莱菔子 7g，牵牛子 7g，甘草 2g。14 剂，水煎服，每日 1 剂。

2006 年 12 月 18 日二诊：患者服药后，大便成形、肠鸣减少，舌淡、苔白稍腻。继予上方 40 剂，水煎服，每日 1 剂。

2007 年 1 月 29 日三诊：患者诉大便基本正常，偶有受凉后便稀、肠鸣。处方：黄芪 15g，党参 10g，炒白术 6g，黄连 4g，陈皮 3g，法半夏

4g，茯苓 4g，羌活、独活各 3g，柴胡 5g，白芍 4g，吴茱萸 4g，荜茇 4g，秦皮 5g，赤石脂 5g，肉豆蔻 4g（后下），甘草 2g。14 剂，水煎服，每日1剂。

2007 年 2 月 12 日四诊：患者大便正常，偶有肠鸣，舌红苔白，脉细缓。处方：黄芪 15g，党参 10g，炒白术 6g，黄连 4g，陈皮 3g，法半夏 4g，茯苓 4g，羌活、独活各 3g，柴胡 5g，白芍 4g，吴茱萸 4g，荜茇 4g，秦皮 5g，赤石脂 5g，桃仁泥 6g，莱菔子 7g，甘草 2g。21 剂，水煎服，每日 1 剂。

按：本例朱老师在升阳利肠方基础上，配以莱菔子行气以消积除满，配以桃仁泥、杏仁泥活血行气，牵牛子化痰降浊、祛腐生新，属于通因通用之法，达到了腐去新生的效果。

例 4：孙某某，女，31 岁，2009 年 9 月 26 日初诊。

主诉：腹泻伴肠鸣半个月余，近 3 日加重。

现病史：患者 2008 年肠镜检查，诊断为慢性结肠炎。于半个月前因饮食不洁，出现腹泻，一日 3～4 次，大便时溏时泻，伴肠鸣、腹痛。当时未予治疗，近 3 日加重。现症见：腹泻伴肠鸣、腹痛，大便每日 7～8 次，畏寒，脘闷食少。面色萎黄，神疲倦怠。舌淡、苔白腻，脉细弱。

辨证：脾胃虚弱，清气下陷。

治法：补中益气，温中涩肠，清肠止泻。

处方：黄芪 10g，党参 7g，炒白术 5g，黄连 4g，陈皮 3g，法半夏 4g，茯苓 4g，柴胡 5g，白芍 4g，吴茱萸 4g，荜茇 4g，秦皮 7g，赤石脂 7g，马齿苋 7g，白蔹 5g，五倍子 5g，甘草 2g。14 剂，水煎服，每日 1 剂。

2009 年 10 月 13 日二诊：患者服药 2 周，大便次数明显减少，一日2～3 次，大便先干后稀，肠鸣、腹胀明显。余症减轻。舌淡、苔白，脉细弱。初诊方加莱菔子 7g，14 剂，水煎服，每日 1 剂。

2009 年 10 月 20 日三诊：患者服药后，腹痛、肠鸣、腹胀等症状已基本消失，大便一日 1～2 次，尚不成形。面色稍黄，舌淡、苔白，脉细缓。守二诊方，14 剂，水煎服，每日 1 剂。

按：该患者素体脾胃虚弱，由于饮食不洁损伤脾胃，脾虚失运，清浊不分，湿浊下注，气机不畅，湿邪郁而化热，故见大便泄泻，肠鸣腹痛。辨证为脾胃虚弱、传化失司、气滞湿热互结为主。方中重用黄芪，并配伍人参、白术、甘草补气养胃；柴胡升举清阳，祛风除湿；法半夏、陈皮、茯苓、黄连除湿清热；白芍养血和营，加用吴茱萸、荜茇温里；秦皮、马齿苋、白蔹、五倍子清热祛湿止泻兼以活血。全方补清同用，寒热兼顾，气血同调，而获显效。

十三、润燥降糖方

【组成】生地黄 6g，玄参 6g，麦冬 6g，生石膏 20g（先煎），知母 12g，生薏苡仁 12g，黄连 7g，地骨皮 10g，荔枝核 15g，桑叶 15g，鬼箭羽 15g，甘草 2g。

【功效】滋阴清热，行气活血，解毒降糖。

【主治】阴虚火旺型糖尿病。症见口干、口渴，消瘦乏力，多饮多尿，舌红、苔白干，脉细数等。

【方解】

根据阴虚火旺型糖尿病患者的证候特点，可将其归属于中医的消渴病范畴。消渴病为多饮、多食、多尿、身体消瘦，或尿浊、尿有甜味为特征的病症。关于消渴的记载首见于《黄帝内经》。明代朱橚《普济方·消渴门》说："消渴以渴而不利，引饮过甚言之。"指出消渴以口干口渴为主要临床表现之一。消渴的发病与饮食密切相关，《素问·奇病论》言："消渴者，必数食甘美而多肥也，肥者令人内热，甘者令人中满，故其气上溢，转为消渴。"说明饮食不节可导致本病发生。唐代王焘《外台秘要·消渴方》云："饮啖无度，咀嚼酢酱，不择酸咸，积年长夜，醋兴不懈，遂使三焦猛热，五脏干燥，木石犹且干枯，在人何能不渴？"元代朱震亨《丹溪心法·消渴》亦言："酒面无节，酷嗜炙……于是炎火上薰，腑脏生热，燥热炽盛，津液干焦，渴饮水浆而不能自禁。"清代汪昂的《本草备要》云："酒宣行药势……过饮则伤神耗血，损胃灼精，动火生痰，发怒助欲，致生湿热诸病。"以上古代文献均指出，青年时期饮食、生活不节制，长期饮酒无度，是导致消渴发病的重要因素。从脏腑发病的角度分析，宋代严用和的《济生方·消渴论治》指出："消渴之疾，皆起于肾。盛壮之时，不自保养，快情纵欲，饮酒无度，喜食脯炙醴醯，或服丹石，遂使肾水枯竭，心火燔炽，三焦猛烈，五脏干燥，由是消渴生焉。"金代刘完素的《三消论》曰："夫消渴者，多变聋盲疮癣痤疡之类，皆肠胃燥热怫郁，水液不能浸润于周身故也。"指出消渴病可导致脏腑内伤，变生诸多疾患，而阴津不足是其重要病机。明代吴崑的《医方考·消渴门》曰："消渴，无水也。"亦指明消渴发生的原因重在"无水"，阴津亏损是导致消渴发生的病因，然而阴津耗伤，内热必生，阴虚势必加重，循环往复，导致消渴不断发展变化。因此，朱老师认为，治疗本病关键在滋阴泄热，生津润燥，取壮水之主以制阳光之意，方用增液汤合玉女煎加减。方中生地黄、玄参、麦冬养阴生津；生石膏、知母、桑叶、黄连清热泻火生津；生薏苡仁健脾化湿助脾胃之运化，使津液正常布散；地骨皮清透阴亏之虚热；清代周学海的《读医随笔》云"病久气血推行不利，血络之中必有瘀凝"，荔枝核、鬼箭羽行气活血化瘀以除久病之瘀滞。全方补泻兼施，标本同治。

【加减】

1. 口干渴饮较甚者，加天花粉 10g、黄精 10g。

2. 气虚乏力较甚者，加党参 10g、山药 4g、炙黄芪 7g。

3. 病久伴有肢体麻木，或合并心脑血管并发症者，加水蛭胶囊 4 粒、土鳖虫胶囊 4 粒。

4. 视瞻昏渺，合并视网膜病变者，加木贼 3g、菊花 5g、茺蔚子 5g（包煎）。

【验案举隅】

例 1： 刘某，女，58 岁，2008 年 1 月 9 日初诊。

主诉：口渴、咽干 3 个月余。

现病史：患者自述患 2 型糖尿病 5 年余，伴视网膜炎、白内障、玻璃体混浊。一直口服二甲双胍、消渴丸，但血糖控制不理想。刻下症：口渴、咽干，皮肤、口唇干燥，心悸头晕，胸闷气短，肢体麻木，视物模糊，舌质绛，脉细数，偶有结代。尿糖（++），空腹血糖 14.8mmol/L。既往有高血脂、脂肪肝、胆囊炎。

辨证：肺胃阴虚，糖毒入络。

治法：清肺益胃，生津润燥，活血通络。

处方：生地黄 4g，玄参 4g，麦冬 4g，生石膏 20g（先煎），知母 4g，生薏苡仁 15，黄连 7g，地骨皮 10g，荔枝核 15g，桑叶 15g，党参 7g，木贼 3g，菊花 5g，茺蔚子 5g（包煎），水蛭胶囊 4 粒，土鳖虫胶囊 4 粒。7 剂，水煎服，每日 1 剂。

2008 年 1 月 16 日二诊：患者服药后口干症状明显改善，视力稍有改善，空腹血糖降为 10.5mmol/L。舌红苔白、脉细。处方：生地黄 4g，玄参 4g，麦冬 4g，生石膏 20g（先煎），知母 4g，生薏苡仁 15g，黄连 7g，地骨皮 10g，荔枝核 15g，桑叶 15g，花粉 10g，鬼箭羽 15g，党参 7g，木贼 3g，菊花 5g，茺蔚子 5g（包煎），水蛭胶囊 4 粒，土鳖虫胶囊 4 粒。28 剂，水煎服，每日 1 剂。

2008 年 2 月 18 日三诊：服药后，患者空腹血糖降为 5.9mmol/L，口干、心悸、胸闷基本消失，为巩固疗效，遂以上方做成水丸以巩固疗效。

按：该患者糖尿病合并多种代谢功能紊乱，并发末梢神经和视网膜病变，故需加强活血通络，改善微循环。用生地黄、玄参、麦冬养阴增液、润燥止渴；石膏、知母、黄连、桑叶清热生津，地骨皮清退血分伏热；水蛭、土鳖虫活血化瘀通络；党参、生薏苡仁、荔枝核益气健脾、行气燥湿，恢复脾胃之运化，助人体津液的正常布散；木贼、菊花、茺蔚子疏风活血、清肝明目。全方滋阴益气、清热降火，又使人体阴液正常布散，标本兼顾。

例 2：贾某，男，36 岁，2007 年 4 月 18 日初诊。

主诉：口干渴饮、多尿 1 年余。

现病史：患者嗜酒，体重超标严重，于 1 年前在单位体检时发现空腹血糖升高，在某三甲医院诊断为 2 型糖尿病，给予阿糖腺苷控制血糖。刻下症：口干渴饮，多尿，身体沉重，时感觉头晕，盗汗，多梦，二便调，舌红胖大、苔薄，脉细数。空腹血糖 17.03mmol/L，餐后 24.7mmol/L；尿糖（＋）。

辨证：肺胃气阴两虚，阴虚火旺。

治法：清肺益胃，滋阴降火。

处方：生地黄 6g，玄参 6g，麦冬 6g，生石膏 20g（先煎），知母 12g，生薏苡仁 10g，黄连 7g，地骨皮 10g，荔枝核 15g，桑叶 15g，天花粉 10g，黄精 10g，甘草 2g，党参 10g。7 剂，水煎服，每日 1 剂。

2007 年 6 月 6 日二诊：患者以上方加减，先后服用 46 剂，目前空腹血糖降至 8 ～ 9mmol/L，餐后 11 ～ 12mmol/L，尿糖（－）。处方：生地黄 4g，玄参 4g，麦冬 4g，生石膏 20g（先煎），知母 12g，生薏苡仁 12g，党参 12g，黄连 6g，地骨皮 10g，荔枝核 15g，桑叶 15g，天花粉 7g，鬼箭羽 15g，淫羊藿 10g，黄精 7g，甘草 2g。7 剂，水煎服，每日 1 剂。

患者坚持应用本方加减服至 2007 年 6 月 20 日，血糖控制平稳，空腹血糖 5.8mmol/L，餐后 10.5mmol/L，停用西药，中药继用上方。嘱多运动减轻体重，并控制饮食。

2007 年 9 月 20 日随访，患者病情稳定，血糖未再波动。

按： 患者由于饮酒以及多食煎炒肥腻，导致辛热耗伤肺胃之阴津，日久累及于肾，导致口干、盗汗等阴虚火旺证候明显。朱老师以润燥降糖方为基础方，佐以淫羊藿温肾阳助化气，阳中求阴，恢复津液之正常代谢，并加黄精增强滋阴益气之力，燮理阴阳而收到较好疗效。

十四、四逆蠲痹方

【组成】当归 6g，桂枝 7g，赤芍 7g，桃仁 7g，红花 7g，川芎 7g，地龙 6g，麻黄 4g，制附子 6g（先煎），细辛 4g，通草 4g，吴茱萸 6g，荜茇 6g，水蛭胶囊 4 粒，土鳖虫胶囊 4 粒，甘草 2g。

【功效】温阳通脉，祛风除湿，养血活血。

【主治】下肢静脉曲张、骨关节炎、痛风、雷诺病等。症见关节肢体疼痛或麻木，或手足厥寒、脉细欲绝，或下肢沉重酸困疼痛、静脉曲张，或关节僵硬疼痛、行走困难等。舌瘀暗，苔白或白腻。

【方解】

痹证是指由于风、寒、湿、热等邪气闭阻经络，影响气血运行，导致肢体的筋骨、关节、肌肉等处发生疼痛、重着、酸楚、麻木，或关节屈伸不利、僵硬、肿大、变形等症状的一种疾病。根据其临床表现多与现代医学的风湿免疫病、骨关节病、腰痛等疾病相关，如类风湿关节炎、风湿热（风湿性关节炎）、痛风、膝骨关节炎、下肢静脉曲张等。正如《内经》所云："风雨寒热，不得虚，邪不能独伤人也。"《济生方》亦云："皆因体虚，腠理空疏，受风寒之气而成痹也。"朱老师认为，正虚卫外不固是痹证发生最重要的内在基础，感受外邪是痹证发生的外在条件，邪气痹阻经脉是病机根本。由于病变累及的病位不同，在气、在血、在筋骨及影响脏腑之不同，临床病症表现不同，而分属不同病症，如骨痹（退行性骨关节炎）、脉痹（下肢静脉曲张）、筋痹（筋膜炎）、腰痛等临床常见病。

针对以上病机，朱老师拟订四逆蠲痹汤，该方为当归四逆汤合麻黄附子细辛汤加减而成。当归四逆汤多用于治疗血虚寒凝、肢体经脉气血闭阻证，可用于寒邪凝滞不通则痛的痛痹，或手足青紫、脉细欲绝的脉痹，或关节局部发凉、四肢厥冷的寒痹。方中当归、川芎、赤芍养血活血，温经散寒；桂枝温经通脉，以祛经脉中客留之寒邪；细辛、通草通达表里，散寒止痛，与桂枝相伍，增强温经散寒之力；桃仁、红花活血化瘀、通络止痛，增强温经通痹之效，甘草调和诸药。因本方所治的血虚寒凝证，其寒不在脏腑，而主在肢体经络血脉，故佐以麻黄附子细辛汤，可以增强当归、桂枝、白芍温行肌表、四肢血脉的力量，开痹达表散寒。更以吴茱萸、荜茇增强温阳气化之力，水蛭、土鳖虫活血通痹、入络攻除寒湿死血。全方温通血脉、驱散寒凝，尤其适用于脉痹证。

【加减】

1.身软乏力、肢体酸痛明显者，合入补中益气汤。

2.腰痛沉重者，合入甘姜苓术汤（甘草 2g，干姜 4g，茯苓 6g，白术 4g）。

3.疼痛甚者，加威灵仙 5g、海风藤 5g、徐长卿 7g。

4.下肢肿胀者，加薏苡仁 7g、赤小豆 7g、秦艽 7g。

5.伴有下肢热痛或溃烂者，可化入四妙散（苍术 4g，黄柏 4g，怀牛膝 7g，薏苡仁 4g）。

6.痛风性关节炎，尿酸高难降者，合入五苓散（茯苓 6g，猪苓 6g，泽泻 6g，白术 7g，桂枝 7g）。

【验案举隅】

例 1：王某某，男，60 岁，2009 年 2 月 10 日初诊。

主诉：双膝关节疼痛 1 年余。

现病史：患者 1 年前因受凉出现双膝关节疼痛，曾多次在私人门诊治疗，效果一般。近几日因天气寒冷未注意保暖，病情加重。刻下症：双膝关节疼痛、肿胀，遇热则缓，胃胀不适，纳差，便溏，小便可。膝关节 X 片示：双膝退行性骨关节病，双膝关节腔内游离骨形成；胃镜示：贲门炎，十二指肠炎，慢性萎缩性胃炎；结肠镜示：慢性结肠炎，内痔。舌暗、苔白腻，脉细。

辨证：中阳亏虚，寒湿痹络，气血凝滞。

治法：散寒除湿，活血通痹。

处方：当归 4g，桂枝 5g，赤芍 5g，桃仁 5g，红花 5g，川芎 5g，地龙 4g，麻黄 4g，制附子 6g（先煎），细辛 4g，通草 4g，吴茱萸 6g，荜茇 6g，威灵仙 5g，海风藤 5g，徐长卿 7g，生薏苡仁 4g，甘草 4g，赤小豆 7g，水蛭胶囊 4 粒，土鳖虫胶囊 4 粒，蜈蚣胶囊 5 粒。30 剂，水煎服，每日 1 剂。加服胃肠 Ⅰ 号 300g，每次 30 粒，每日 2 次。

2009 年 3 月 10 日二诊：患者服药 1 个月，双膝疼痛明显改善，仅劳累后稍有疼痛，活动较前灵活，多行、骑车时疼，胃部不适也明显好转，大便成形，矢气稍多。舌暗、苔白，脉细。一诊方加鹿角片 7g（先煎）、煅龙骨 10g（先煎），药量变更当归 6g、桂枝 7g、赤芍 7g、桃仁 7g、红花 7g、地龙 6g。30 剂，水煎服，每日 1 剂。加服胃肠 Ⅰ 号 120g，每次 30 粒，每日 2 次。

2010 年 3 月 23 日三诊：患者述服胃肠 Ⅰ 号 1 年后，胃腹部不适症状明显好转，双膝骨质增生去年服完汤药后疼痛未作。舌红、苔白，脉细。改予通脉方 84g，每次 3g，每日 2 次。胃肠 Ⅰ 号 120g，每次 20 粒，每日 3 次。

按：膝关节骨性关节炎为中老年人临床常见病，是一种因关节软骨退行性病变所引起的以膝关节疼痛、肿胀、骨质增生为主要表现的关节病变。朱老师用四逆蠲痹方加减，散寒除湿，舒筋活络，化瘀止痛。方以麻黄、附子、细辛加入当归四逆汤中，内能温健中阳、疏通血脉，外可解肌散寒、疏通经络；佐以桃仁、红花、川芎、地龙、水蛭、土鳖虫、蜈蚣搜风通络、活血止痛；吴茱萸、荜茇温中散寒，配伍温通经络之药，可增强温通之力；威灵仙、海风藤、徐长卿祛风除湿、通痹止痛，生薏苡仁、赤小豆除湿散肿。配合胃肠 I 号丸药，既可以温中健脾，又能助汤药方温通经络关节，还可以护胃和中，减轻祛风湿药对胃肠的刺激，汤丸合用，相得益彰。待病情稳定后，改予通脉方和胃肠 I 号合用，巩固疗效。

例 2：邓某某，女，49 岁，2010 年 3 月 18 日初诊。

主诉：双下肢反复肿胀 2 年余。

现病史：患者诉近两年无明显诱因出现双下肢肿胀、酸困发凉，久行、久站加重。2008 年 7 月在内蒙古自治区人民医院做下肢 B 超检查示："双下肢静脉曲张"。给以扩展血管药物曲克芦丁及理疗，症状无明显改善。刻下症：双下肢肿胀，酸困，发凉，双膝关节疼痛，久行、久站后症状加重，双下肢皮温较低，轻微肿胀，胃脘、胆囊部位酸困胀满不适，纳差，二便调。舌质暗、苔白，脉沉细。既往慢性胆囊炎病史 3 年，颈椎病病史。

辨证：血虚络瘀，寒湿下陷。

治法：温经散寒，活血通脉，利湿消肿。

处方：当归 4g，桂枝 5g，赤芍 5g，桃仁 5g，红花 5g，川芎 5g，地龙 4g，细辛 4g，通草 4g，吴茱萸 6g，荜茇 6g，薏苡仁 7g，赤小豆 7g，水蛭胶囊 4 粒，土鳖虫胶囊 4 粒，甘草 2g。14 剂，水煎服，每日 1 剂。

2010 年 4 月 1 日二诊：患者加减服药 2 周，自述双下肢肿胀减轻，仍双膝关节疼痛，四肢发凉，胆囊区酸胀减轻，身软乏力，纳食一般，睡眠较差。舌质暗、苔白，脉沉细。治以温经散寒，活血通脉，益气升阳，利湿消肿。拟当归四逆汤合补中益气汤加减，处方：黄芪 15g，党参 10g，炒白术 7g，当归 7g，柴胡 5g，升麻 5g，枳实 10g，桂枝 7g，赤芍 7g，桃仁 7g，红花 7g，川芎 7g，地龙 6g，细辛 4g，通草 4g，吴茱萸 6g，荜茇 6g，薏苡仁 6g，赤小豆 10g，煅龙骨 7g（先煎），煅牡蛎 7g（先煎），水蛭胶囊 4 粒，土鳖虫胶囊 4 粒，甘草 2g。7 剂，水煎服，每日 1 剂。

2010 年 4 月 29 日三诊：以上方加减治疗 28 天，患者诸症好转，体力增强，现双腿久站后略肿，四肢有温暖感，有时手麻，纳食可，二便调，眠欠安。二诊方加茯苓皮 7g、大腹皮 7g。7 剂，水煎服，每日 1 剂。

按：该患者为双下肢静脉曲张形成的血栓性静脉炎，属于中医"脉痹"，病因病机为血虚寒凝，脉络瘀阻，气化失司，水湿停留。朱老师在当归四逆汤加减基础上，加用性善走窜的活血通络虫类药，加强活血化瘀疗效；脉络瘀滞，湿邪流注，加薏苡仁、赤小豆利湿舒筋消肿，并可避免药性过于温燥。其次，朱老师认为，临床必须考虑病位在下、湿邪重浊、气化不行之病机，要按照《内经》"下者举之"及王清任"气虚而致血瘀"之理论，该患者长期站立工作，气虚下陷、气虚血瘀是造成下肢静脉瓣功能受损的重要原因，故在二、三诊时加用补中益气汤益气升提，加强补气升气之功，以利于气升血行，脉络畅通。

例 3：马某，男，46 岁，2007 年 3 月 2 日初诊。

主诉：痛风 1 年，踝关节、肩关节、趾关节疼痛 2 周。

现病史：患者于 1 年前饮酒后出现足大趾疼痛，经检查发现血尿酸达 700μmol/L，结合影像学资料，诊断为痛风，给予止痛药缓解症状，并建议多饮水、多运动、少饮酒及限制摄入高嘌呤食物。虽然进行饮食控制，但 1 年来仍然经常发生足趾及身体其他关节疼痛。刻下症：踝关节、肩关节、趾关节疼痛，关节晨起时有肿胀感，纳少，寐差，大便可，舌暗、苔白，脉弦涩。

辨证：寒湿凝滞，浊瘀痹阻。

治法：散寒除湿，活血通络止痛。

处方：当归 4g，桂枝 5g，赤芍 5g，桃仁、红花各 5g，川芎 5g，地龙 4g，细辛 3g，通草 3g，吴茱萸 4g，萆薢 4g，炒白术 4g，茯苓 4g，泽泻 4g，猪苓 4g，秦皮 7g，伸筋草 7g，车前子 4g（包煎），甘草 2g。10 剂，水煎服，每日 1 剂。

2007 年 3 月 14 日二诊：患者服药后肩部疼痛略减、活动范围扩大，右脚大拇指疼痛加剧。尿酸 514μmol/L。舌瘀暗、苔白，脉涩。处方：当归 4g，桂枝 5g，赤芍 5g，桃仁、红花各 5g，川芎 5g，地龙 4g，细辛 3g，通草 3g，吴茱萸 4g，萆薢 4g，生薏苡仁 4g，赤小豆 7g，泽泻 5g，猪苓 5g，茯苓 5g，炒白术 6g，秦皮 7g，伸筋草 7g，黄连 5g，荔枝核 10g，车前子

4g（包煎），葛根 7g，甘草 2g。30 剂，水煎服，每日 1 剂。

2007 年 5 月 4 日三诊：药后症状感觉缓解，嘱继续服药 30 剂。

2007 年 6 月 6 日四诊：目前无明显症状，关节疼痛未发作，改予通脉方 84g，每次 3g，每日 2 次。

按：该患者病属"寒湿痹"，系由风寒湿气乘虚袭于经络，气血凝滞、湿热内阻所致。朱老师采用散寒除湿、活血通络止痛之四逆蠲痹方合五苓散加减治疗。方中通脉四逆汤之当归、桂枝、赤芍、细辛、通草温阳散寒通滞；佐以吴茱萸、荜茇加强温通之效果；桃仁、红花、川芎、地龙、伸筋草、荔枝核活血化瘀散结通络；配伍五苓散之泽泻、猪苓、茯苓、炒白术、桂枝温阳利水，消除局部之肿胀；寒湿郁久，化热酿浊，故加生薏苡仁、赤小豆、车前子、秦皮、黄连加强化浊祛湿之功；葛根能够舒缓筋脉，缓解关节之挛缩而治痹痛。

十五、和解退热方

【组成】青蒿 7g，黄芩 7g，陈皮 3g，法半夏 4g，枳实 3g，竹茹 3g，茯苓 4g，青黛 7g（包煎），滑石 4g（包煎），苍术 3g，大青叶 7g，板蓝根 7g，甘草 2g。

【功效】芳香透表，清热化湿，解毒。

【主治】外感发热湿热内阻。症见发热日久不解，缠绵起伏，或伴咳嗽、咯痰，或口渴咽干或恶心、干呕，舌红、苔黄腻，脉细滑数等。

【方解】

朱老师认为，中医中药治疗发热优势显著，具有广谱抗菌、抗病毒作用，快速起效、缩短病程，不易耐药，并且能够标本兼治。

朱老师在多年的临床中认识到，目前外感发热患者，大多为采用各种抗生素治疗后不效而来求治于中医，即或应用的中药也主要局限在清热解毒药物的范围，发热具有病因不详、病程长、病变复杂的特点。此类"发热"大多可归属于中医"伏暑"范畴，详审病因多为暑湿病邪郁伏于里，一经深秋初冬时令之邪引动，则病初起即见高热、口渴等邪热内盛表现。

朱老师认为，热病日久，外邪入里化热，与体内湿邪相合，则易成湿热内蕴之证。而患者体内湿邪成因许多，或是肺脾肾功能异常，平素津液代谢失常而生内湿；或是三焦气机不利，水液内停为湿；或是感冒后静脉滴入大量液体，影响人体津液输布排泄而成湿。因治不得法，湿遏热郁阻于少阳，枢机不利，则反复发热持续不解。朱老师认为，给邪以去路是治疗外感发热核心方法，对于祛除湿热之邪的最佳方法就是通过发汗和利尿，使其从汗和小便而走。故治法宜清胆利湿，和胃化痰，宣透气机为主。朱老师治发热所拟和解退热方即是以蒿芩清胆汤为主加减。蒿芩清胆汤出自《重订通俗伤寒论》，由青蒿、黄芩、竹茹、半夏、碧玉散（青黛、滑石、甘草）、赤茯苓、枳壳、陈皮组成。原著言："足少阳胆与手少阳三焦合为一经，其气化一寄于胆中以化水谷，一发于三焦以行腠理。若受湿遏热郁，则三焦之气机不畅，胆中之相火乃炽。故以蒿、芩、竹茹为君，以清泻胆火；胆火炽，必犯胃而液郁为痰，故臣以枳壳、二陈和胃化痰；然必下焦之气机通畅，斯胆中之相火清和，故又佐以碧玉，引相火下泄；使以赤苓，俾湿热下出，均从膀胱而去。此为和解胆经之良方，凡胸痞作呕，寒热如疟者，投无不效。"方中青蒿虽为清退虚热之要药，但因其轻清芳香，既能直入于里清退里热，又能透散外邪、宣散外热，黄芩性味苦寒，善清胆热而燥湿，两药相合，既能清湿热，又可透邪外出；半夏、陈皮、茯苓、竹茹、枳实共同清热化痰；青黛、滑石、甘草取意六一散，清利湿热通淋，导邪热从小便而解，使邪有出路。朱老师在此方基础上加入治疗流行性感冒或病毒性肺炎的经验药组苍术、大青叶、板蓝根，化湿解毒，清解退热。同时，朱老师临证时亦根据患者病情和兼挟症灵活遣药加减，收到较好效果。

【加减】

1.表证较明显，恶寒较甚、表闭无汗者，加荆芥 7g、防风 7g 等辛散之品，或麻黄 4g、杏仁 4g，辛温宣散。

2.久热或反复发热，口干、咽干、舌干伴有伤阴者，加生地黄 4g、玄参 4g、麦冬 4g、南沙参 4g、五味子 4g。

3.鼻塞流涕、嗅觉失灵者，加苍耳子 4g，辛夷 5g（包煎），露蜂房 7g。

4.咳嗽少痰者，加南沙参 4g、麦冬 4g、五味子 4g；咯痰黏稠色黄者，加鱼腥草 7g、黄芩 7g；咳嗽阵作、面红目赤，甚则咳甚而呕吐者，加珍珠母 7g（先煎）、石决明 7g（先煎）。

5. 咽干咽痛者，加山豆根 7g、马勃 7g（包煎）、木蝴蝶 4g；咽痒喑哑者，加蝉蜕 4g、僵蚕 4g。

【验案举隅】

例1： 林某，女，18岁，2005年11月11日初诊。

主诉：低热2个月余，伴咽干、咳嗽。

现病史：患者2个月前，无明显诱因出现发热，服用感冒药及静脉滴注抗生素治疗后（具体用药不详）病情有所缓解，但发热症状始终未能缓解，体温持续在37.5～38℃之间波动，各项理化检查均无明显异常。继用各种退热药、抗生素及中药，均效果不显。经人介绍请朱老诊治。刻下症：低热（体温37.8℃），汗出，咳嗽，咯痰色白，口渴咽干，牙龈疼痛，晨起恶心干呕，舌质红、苔薄黄腻，脉滑数。

辨证：湿热内阻少阳，胆胃失和。

治法：和解退热，化湿和胃，解毒利咽。

处方：青蒿 7g，黄芩 7g，陈皮 3g，法半夏 4g，枳实 3g，竹茹 3g，茯苓 4g，青黛 7g（包煎），滑石 4g（包煎），桔梗 3g，山豆根 7g，马勃 7g（包煎），木蝴蝶 4g，甘草 2g。14剂，水煎服，每日1剂。嘱食清淡、易消化食物，忌油腻厚味之品。

2005年11月25日二诊：患者服药后第1周，发热时间及程度均有所减轻，本周体温最高为37.5℃，多见于下午，夜间最高37℃，恶心、干呕已缓解，精神好转，仍咽痒咽干，咳嗽，纳差，脘痞，舌尖红、苔白、根腻，脉滑。处方：青蒿 7g，黄芩 7g，陈皮 3g，法半夏 4g，枳实 3g，竹茹 3g，苍术 3g，大青叶 7g，板蓝根 7g，生地黄 4g，玄参 4g，麦冬 4g，桔梗 3g，山豆根 7g，马勃 7g（包煎），诃子 4g，僵蚕 4g，蝉蜕 3g，木蝴蝶 4g，车前子 4g（包煎），石韦 5g，甘草 2g。14剂，水煎服，每日1剂。嘱清淡饮食，忌油腻厚味之品。

2005年12月16日三诊：患者体温正常，精神好转，纳增，仍有咽痛、咳嗽，咯痰色黄，舌质略红、苔薄白，脉细。处方：生地黄 4g，玄参 4g，麦冬 4g，诃子 4g，桔梗 3g，射干 3g，山豆根 7g，马勃 7g（包煎），鱼腥草 7g，黄芩 7g，僵蚕 4g，蝉蜕 3g，木蝴蝶 4g，锦灯笼 4g，车前子 4g（包煎），石韦 5g，南沙参 4g，五味子 4g，甘草 2g。7剂，水煎服，每日1剂。

按：朱老师认为，本病是由外感湿热之邪，伏于少阳，至深秋为时邪引动而发，故见身热不扬，汗出热不退；湿热犯肺，肺气郁阻，失于宣降，则见咳嗽、咯痰；湿阻气机，津不上承则口干；湿热中阻，脾气失运，胃失和降，故见干呕、恶心；胃中郁热化火，传与手足阳明，则见牙龈肿痛。舌红、苔黄腻、脉滑数，均属湿热内蕴之象。湿性黏腻，缠绵难解，低热不退系湿热之邪内伏之故。辨证时把握湿热郁阻少阳、胆胃失和之病机，用蒿芩清胆汤加减清宣透达、利胆利湿、和胃化痰。在二诊患者咽部症状明显时加入常用治疗咽炎之药；三诊热病后期，湿热邪气基本除尽，肺热残留未清，故咽痛、咳嗽、咯痰，故选用增液利咽方加减治疗。

例2：王某，女，21岁，2009年10月31日初诊。

主诉：感冒3天，伴高热、咽干、咳嗽、流涕1天。

现病史：患者3天前因受寒后出现鼻塞、流涕、喷嚏、畏寒等症状，曾自行在药店购买阿莫西林胶囊、速效伤风胶囊、感康等药物，按说明书剂量口服1天后上述症状明显缓解，但停服后诸症复发且逐日加重，继服西药效果不显，且伴有午后高热（夜间自测体温39.1℃）、全身酸困乏力等症。刻下症：每日午后恶寒发热（体温38.8℃），咳嗽，咽痛，鼻塞，咯痰色黄。舌质红、苔薄黄，脉滑数。

辨证：风寒外袭，入里化热，痰热内阻，少阳不和。

治法：开表清热，化痰利湿，和解退热，解毒利咽。

处方：青蒿10g，黄芩10g，陈皮3g，法半夏4g，枳实3g，竹茹3g，茯苓4g，青黛10g（包煎），滑石4g（包煎），苍术3g，大青叶10g，板蓝根10g，荆芥4g，诃子4g，桔梗3g，山豆根7g，马勃7g，木蝴蝶4g，辛夷5g（包煎），苍耳子4g，露蜂房7g，鱼腥草7g，甘草2g。3剂，水煎服，每日1剂。

2009年11月4日二诊：患者服药之后自测体温已恢复正常，鼻塞、打喷嚏等症状消失。但近两日咳嗽加重，且伴有咽干，有痰难咯，偶有咽痛，晨起较甚，咳甚则伴干呕面红。舌质稍红、苔微黄，脉滑略数。拟增液利咽方加减，处方：生地黄4g，玄参4g，麦冬4g，南沙参4g，五味子5g，桔梗3g，山豆根7g，马勃7g，诃子4g，僵蚕4g，蝉蜕3g，木蝴蝶4g，石韦 5g，车前子 4g（包煎），珍珠母 7g（先煎），石决明 7g（先煎），辛夷 5g（包煎），苍耳子 4g，露蜂房 7g，鱼腥草 7g，黄芩 7g，甘草 2g。7 剂，水煎服，每日 1 剂。

按：患者外感风寒、肺卫失宣，3 日后风寒之邪入里化热，热灼津伤，热邪与体内固有之内湿相合，郁阻于少阳，枢机不利故往来寒热，因此在治疗上以和解退热方加入荆芥增强原方开表透热之力。痰热内阻，咽痛咯痰，增入解毒利咽、清肺化痰之品，以达和解退热、化湿解毒、利咽开窍之功。再诊时，虽湿热已去，但热病后期必然伤阴，阴伤气耗，故处方时改予增液利咽方，在顾护肺阴基础上合清热解毒利咽之品以达标本兼治之效。

例 3：王某，男，49 岁，2010 年 1 月 19 日初诊。

主诉：反复发热 10 天。

现病史：患者诉 10 天前，因外感后出现发热，咳嗽、咯痰，胸痛，体温最高时可达 39℃，自服感冒药无缓解，于当地某三甲医院住院诊治。经各项理化检查，血、痰培养，诊断为上呼吸道感染、胸膜炎，给予多种抗生素治疗，仍不能完全退热，体温在 37.2 ～ 38.5℃之间波动，于是自行出院。刻下症：发热，1 月 18 日晚体温 37.4℃，无汗，咳嗽、咯痰，痰多、色白，夜间加重，胸痛，口干，小便短赤，乏力，倦怠。舌红、苔薄黄腻，脉滑数。

辨证：外邪入里，少阳湿热，痰热阻肺，阴津耗伤。

治法：和解退热，清热化湿，宣肺利气，利咽解毒。

处方：青蒿 7g，黄芩 7g，青黛 7g（包煎），生地黄 4g，玄参 4g，麦冬 4g，南沙参 4g，五味子 4g，麻黄 3g，杏仁 3 g，桔梗 3g，马勃 7g（包煎），诃子 4g，山豆根 7g，僵蚕 4g，木蝴蝶 4g，石韦 5g，车前子 4g（包煎），石决明 7g（先煎），甘草 2g。7 剂，水煎服，每日 1 剂。

2010 年 1 月 26 日二诊：患者服药后头晕已解，胸痛、夜间身热减轻，颈项酸困好转，仍眼睑轻微浮肿，咽干，咳嗽、咯黄痰。舌红、苔黄薄腻，脉细滑数。以增液利咽方合三拗汤加减，处方：生地黄 4g，玄参 4g，南沙参 4g，麦冬 4g，桔梗 3g，山豆根 7g，五味子 4g，麻黄 3g，杏仁 3g，马勃 7g（包煎），木蝴蝶 4g，石韦 5g，车前子 4g（包煎），鱼腥草 7g，黄芩 7g，甘遂末 0.3g（冲服）。7 剂，水煎服，每日 1 剂。

2010 年 2 月 2 日三诊：患者述咳嗽、咯痰已除，现用力吸气、憋气时，自觉胸壁发紧，有痒感，时口干口渴。舌红、苔黄薄，脉细。二诊方加红花 5g。7 剂，水煎服，每日 1 剂。

按： 朱老师认为，该患者中年男性，形体壮盛，素体湿热，外感之邪由表入里，与体内湿邪胶结不解，必会影响少阳气机之升降出入，使湿、热、痰郁阻少阳，则见发热反复不愈，故治疗首先必须清透少阳，分消痰湿，取蒿芩清胆汤为主。由于肺气郁闭较重，故佐用三拗汤宣肺开表，则发热速解。二诊湿热内阻、少阳枢机不利证候已解除，此时需重点养阴润肺、清热利咽，并针对痰热阻肺、饮停胸胁，加甘遂末以逐饮祛痰。三诊时病去十之八九，仍沿前法，侧重清热利肺、养阴补虚，加用红花以活血行气、通经活络，辛温宣透血分郁热，以收全效。

十六、荣脑定痫汤

【组成】熟地黄 4g，龟甲 4g（先煎），生白芍 4g，天麻 3g（先煎），钩藤 5g（后下），蝉蜕 5g，僵蚕 3g，蛇蜕 5g，石决明 7g（先煎），珍珠母 7g（先煎），胆南星 3g，天竺黄 3g。

【功效】滋补肝肾，熄风镇惊，开窍化痰。

【主治】癫痫。症见卒然昏仆，不省人事，口吐白沫，口中怪叫，或仅有意识不清，移时苏醒如常等。或用于肝肾阴亏、肝阳上亢所引起的眩晕、高血压等病症。

【方解】

癫痫又称痫证，是一个古老的疾病，最早可见于《五十二病方·婴儿病方》中"婴儿病痫"的记载。《素问·奇病论》言："此得之在母腹中时，其母有所大惊，气上而不下，精气并居，故令子发为巅疾。"明代周慎斋在《慎斋医书》说"羊癫风，系先天之元阴不足"，认为先天因素是重要的病因。此外七情失调、脑部外伤、饮食不节、劳累过度或患他病之后，造成脏腑失调、气机逆乱、风阳扰动均可导致发病，

朱老师认为，癫痫的发作以肢体抽搐和失神为主症，现代医学认为病

位虽然在脑，但中医从五神脏角度辨析，关键在于心肝二脏受邪。唐代孙思邈的《备急千金要方·惊痫》说："少儿所以有痫病及怪病者皆由脏气不平故也。"明代朱橚的《普济方·风痫》中记载："阴阳相病，故发为癫痫也。"明代喻昌在《寓意草》说："小儿初生，惟阴不足阳有余，故身易至于生热，热必生痰生风生惊。"阴阳失衡，阴不制阳则阴虚阳亢，肝阳化风妄动而生风，故发作时肢体抽掣。清代陈梦雷在《古今图书集成·医部全录·小儿惊痫门》中说得更明确："癫疾者，逆气之所生也，故因气上逆而发为癫疾。"肝气妄动而乘土，脾不运湿，化为痰涎，痰涎既成，随肝风蹿逆，蒙蔽心窍，故见神志昏蒙。综上所述，朱老师认为，原发性癫痫的病机为先天不足，肝肾精血亏虚，水不涵木，肝阳偏亢，脾土受制，酿生痰浊，风阳夹痰上扰，心神被蒙而致。

癫痫应责之于阴阳失调，《素问》言："阳在外阴之使也，阴在内阳之守也。"阴气不足导致阳气失守，妄动而化风。所以，治疗基本原则应重在调和阴阳，具体治法应包含以下几个方面。

①益肾荣脑：癫痫病位在脑，中医学认为肾主骨生髓通于脑，《灵枢·海论》曰："髓海不足则脑转耳鸣，胫酸眩冒，目无所见，懈怠安卧。"癫痫患者每于发病前后伴有脑转眩晕、意识模糊等表现，皆说明存在髓海不足的证候，而且孔窍不实易于生风，患病之后反复发作又容易耗损阴精，所以补肾益髓成为本病的治本之法。

②平肝潜阳：癫痫反复发作、来去急暴，具有风性主动、善行而数变的特点，而且大发作后往往伴有手足抽搐、肢体痉挛，《素问·至真要大论》言："诸风掉眩皆属于肝……诸暴强直皆属于风。"同时，癫痫为身中阳气变动所引发的疾患，前已述明，脑髓阴精的亏损为其病本，阴虚者阳易亢，故综合考虑，应该兼以平肝潜阳，令肝司其位、阳气复归正化。

③透热解郁：肝郁则化火、火升则阳亢、阳亢则动风，故在治法上选用凉肝透热、辛凉轻清之品以防阳亢化风。同时，重视疏肝解郁，又可以缓解肝木对于脾土的克制，以防脾运失常而生痰涎，可收一举两得之效。

④熄风止痉：要针对癫痫的痉挛抽搐的症状，虽为治标之法，但是也很重要，熄风止痉可以减轻全身性发作时肌阵挛，减少反复发作时对于患者阴精和阳气的损耗，具有保护正气的作用。

⑤开窍化痰：癫痫的失神发作系因痰邪迷闷心窍所致，为肝阳肝气妄动，化为风邪，挟痰闭阻脑窍，治宜祛风痰、开窍醒神。

朱老师认为，癫痫发作虽有种种错综复杂的证候，但是综合中西医学认识，该病病位在脑，其本为髓海肾精亏虚；五脏涉及肝脾心肾，其标为气机失调、气逆痰蒙。因此依据癫痫的基本治法，拟定治疗癫痫的经验方——荣脑定痫汤。此方是在大补阴丸、天麻钩藤饮基础上，仿大定风珠意加减而成，方中熟地黄、龟甲补益肝肾、填髓生精、滋水涵木，佐以生白芍养血柔肝，增强柔肝缓急解痉之力；天麻、钩藤润燥祛风、清火化痰、熄风止痉；蝉蜕、蛇蜕、僵蚕凉肝疏风，透热除烦，疏肝解郁，条达肝气，不使平肝潜镇之品过度抑扼肝气；石决明、珍珠母佐助龟甲，镇逆凉肝、平肝潜阳、定惊安神；胆南星、天竺黄祛风痰、开窍定惊、熄风止痫，且配合滋肾柔肝药，令补而不滞腻碍胃。全方以滋阴填精、扶助正气为大法，佐以柔肝熄风、潜阳镇惊、开窍化痰，令肝木条达、风熄火降，抽搐自止。

朱老师指出，癫痫病位在脑，病机复杂，脏腑气机失调与邪气病理产物主客交浑，病程较长，应该坚持长期治疗，因此选方用药应尽量使用小剂量，待汤药取效后应制成丸药长期服用，待症状控制1年以上不再发生方可停药观察，并注意生活调摄以及情志刺激和厚味肥甘助热生痰食物的禁忌。

【加减】

1. 若兼有睡眠不实、健忘者，可合入孔圣枕中丹（石菖蒲 3g、远志 3g、生龙骨 7g、龟甲 7g）。

2. 心情烦躁，精神恍惚，甚或癫狂忧郁者，可加白矾 0.5g、郁金 3g、栀子 5g、莲子心 3g。

3. 头闷头重，精神不振，嗜睡眠差，胆怯易惊，脘胀呕恶，舌苔白腻者，可合入温胆汤（陈皮 3g、法半夏 3g、茯苓 3g、枳实 3g、竹茹 3g、甘草 2g）或涤痰汤（温胆汤加石菖蒲 3g、党参 3g、胆南星 3g）。

4. 发作频繁、抽搐发作较重者，可加全蝎胶囊 4 粒、蜈蚣胶囊 2 粒。

5. 耳鸣口苦、急躁易怒者，加龙胆草 5g、柴胡 5g、黄芩 5g、磁石 7g（先煎）、五味子 4g。

6. 头痛明显者，加葛根 5g、川芎 3g、土鳖虫胶囊 4 粒、蜈蚣胶囊 4 粒。

【验案举隅】

例1：赵某，女，59岁，2008年5月18日初诊。

主诉：癫痫反复发作40余年，近1个月发作频繁。

现病史：患者16岁发病，始则每年发作一两次，逐年加重，发作时突然昏倒，昏不识人，手足抽搐，双目上视，口角流涎，持续3～5分钟。曾多方求医治疗，病情时好时坏，一直未得以控制。刻下症：头痛，头晕目眩，心悸，健忘，腰膝酸软，神疲乏力，失眠多梦，心烦易怒，大便干结，舌苔白腻，脉细滑涩。

辨证：肝肾阴亏，风痰上蒙。

治法：滋补肝肾，熄风化痰，开窍醒神。

处方：熟地黄8g，制龟甲5g（先煎），白芍4g，亚麻子4g，天麻5g（先煎），钩藤5g（后下），僵蚕4g，蝉蜕7g，蛇蜕7g，珍珠母10g（先煎），石决明10g（先煎），土鳖虫胶囊4粒，蜈蚣胶囊4粒，全蝎胶囊4粒，甘草2g。14剂，水煎服，每日1剂。

2008年6月2日二诊：患者服药后头晕心悸、神疲酸软症状改善，大便好转。宗前法，处方：熟地黄8g，制龟甲5g（先煎），白芍4g，亚麻子4g，天麻5g（先煎），钩藤5g（后下），僵蚕4g，蝉蜕7g，蛇蜕7g，珍珠母10g（先煎），石决明10g（先煎），土鳖虫胶囊4粒，蜈蚣胶囊4粒，全蝎胶囊4粒，葛根7g，川芎5g，天竺黄3g，胆南星3g，甘草2g。21剂，水煎服，每日1剂。

2008年7月12日三诊：患者持续服药后感觉精神体力渐好，头晕头痛未作，睡眠好转，1个月余癫痫未见发作，改做散剂，长期服用。处方：熟地黄8g，炙龟甲5g（先煎），白芍4g，亚麻子4g，五味子4g，磁石5g（先煎），天麻5g，钩藤7g，蝉蜕7g，蛇蜕7g，胆南星4g，天竺黄4g，珍珠母7g（先煎），石决明7g（先煎），土鳖虫7g，蜈蚣3条，全蝎5g。10剂，研细末，冲服，每次3g，每日3次。

患者服完药后未见癫痫发作。随访至2010年8月，上药尽剂后，又先后以原方做散剂两料，患者一般情况较好，癫痫未再发作。

按：朱老师认为，患者癫痫反复发作，日久不愈，耗损肝肾精血。且随着年龄增长，患者同时伴见健忘、心悸、头晕目眩、腰膝酸软、脉象细弱无力等阴精亏虚证候，是为人"年四十而阴气自半"，精血愈加匮乏之象。肝肾精血亏虚，阳气不潜而妄动，化火生风，挟痰上扰，故近期发病频繁。患者发病时出现口角流涎、苔腻等痰湿偏盛之象，是木旺乘土、脾运失健、化生痰饮。综合分析，患者精血亏虚为本，阳亢化风、痰湿上蒙为标，故选用荣脑定痫汤加减治疗。本方主药取自大定风珠，熟地黄、制龟甲滋补肝肾，填补下焦精血，壮水治火；白芍、亚麻子养阴润燥、通便泻火，导热下行，增强熟地黄、龟甲柔肝润燥之效。佐以天麻、钩藤平肝熄风、镇痉止搐；僵蚕、蝉蜕、蛇蜕疏风透热、凉肝解痉；珍珠母、石决明重镇潜阳、安神定惊；蜈蚣、土鳖虫、全蝎走窜入络、搜风止痉；川芎行气活血、祛风止痛以达"血行则风自灭"；葛根升津舒筋以缓痉挛；天竺黄、胆南星清热化痰、开窍醒神，甘草调和诸药、缓中补虚。全方滋补肝肾、潜阳熄风、化痰开窍以制癫痫发作之机，收到较好疗效，且方中药物较少、剂量较小，通过长期服用以图缓缓收功，未见不良反应。

例2：李某某，男，45岁，2012年3月21日初诊。

主诉：癫痫反复发作10年余。

现病史：患者无家族史，幼年时有高热惊厥史。32岁时癫痫首发，曾服用抗癫痫西药托吡酯、拉莫三嗪。现服用德巴金，早晚各2片（每片0.5g），仍有每月发作1次，每次持续1分钟左右。发作时身体僵直，意识模糊，发作后如常人。平素心情烦躁，精神忧郁，眠差多梦。舌红、苔薄，脉滑细。

辨证：肝肾阴亏，阳化内风，风痰上蒙。

治法：滋补肝肾，熄风化痰，开窍醒神。

处方：熟地黄8g，白芍6g，制龟甲5g（先煎），女贞子6g，墨旱莲6g，天麻4g，钩藤6g（后下），僵蚕5g，蝉蜕7g，蛇蜕7g，珍珠母10g（先煎），石决明10g（先煎），白矾0.5g，郁金3g，栀子5g，莲子心3g。7剂，水煎服，每日1剂。西药按原剂量服用。

2012年3月28日二诊：服前方后，患者心情转佳，忧郁状态较前减轻，烦躁减轻，偶有头痛，舌红、苔白，脉滑细。处方：熟地黄8g，当归6g，白芍6g，女贞子6g，墨旱莲6g，川楝子4g，青皮4g，天麻4g，钩藤

6g（后下），僵蚕 5g，防风 5g，蝉蜕 7g，蛇蜕 7g，珍珠母 10g（先煎），石决明 10g（先煎），白矾 0.5g，郁金 3g，胆南星 4g，桃仁、红花 5g，川芎 5g。7 剂，水煎服，每日 1 剂。西药按原剂量服用。

2012 年 4 月 11 日三诊：患者服药期间无发作，舌红、苔白，脉滑细。予二诊方减白矾、郁金。7 剂，水煎服，每日 1 剂。西药按原剂量服用。

2012 年 4 月 18 日四诊：患者癫痫无发作，西药继服，三诊方继服 7 剂，水煎服，每日 1 剂。

2012 年 4 月 25 日五诊：患者癫痫无发作，德巴金减为 2 片，早晚各 1 片，患者睡眠及心情较好。效不更方，继予三诊方。7 剂，水煎服，每日 1 剂。

2012 年 5 月 23 日六诊：患者病情稳定，西药继续服用。五诊方防风增至 7g、胆南星增至 5g，加丹参 7g。7 剂，水煎服，每日 1 剂。

2012 年 5 月 16 日七诊：患者病情稳定，无明显不适症状，舌淡红、苔白，脉滑细。六诊方中防风减至 5g、减丹参、加紫贝齿 10g（先煎）。7 剂，水煎服，每日 1 剂。

2012 年 6 月 6 日八诊：患者病情稳定，癫痫无发作。前天感冒发热，咳嗽，咽干痛，舌偏暗，脉滑细。继予七诊方。7 剂，水煎服，每日 1 剂。咽炎Ⅱ号 60g，每次 30 粒，每日 3 次。

患者坚持服用汤药至 2012 年 9 月 6 日复诊，一般情况较好，德巴金减为每日 1 片。2013 年 1 月 18 日随访，中药已停服两周，西药每日 1 片，患者病情无反复，一般情况较好。

按： 朱老师认为，患者幼年时曾有高热惊厥病史，存在高热伤阴、阴虚阳亢病机。患者中年以后首次发病，《内经》言：年四十而阴气自半，阴虚证候加重，阴不制阳，阳化内风，风气夹痰上蒙，故病作矣。因此，治疗应予以滋补肝肾、熄风化痰、开窍醒神。方中熟地黄、白芍、制龟甲、女贞子、墨旱莲滋补肝肾阴液、填补脑髓；天麻、钩藤平肝熄风，僵蚕、蝉蜕、蛇蜕熄风止痉、辛凉质轻上达脑窍，珍珠母、石决明重镇平肝、潜阳熄风。因患者伴有心情忧郁，故加白矾、郁金清心化痰、开窍醒神，栀子、莲子心清心安神。用药后，患者心情逐渐转佳，改用胆南星、桃仁、红花、川芎化痰开窍、活血通络兼治头痛，紫贝齿重镇潜阳熄风。全方以填补肝肾阴精治本，潜阳熄风、化痰开窍治标，对于控制患者癫痫发作、减少抗癫痫西药使用，具有较好疗效。

例3：王某，女，58岁，2006年8月3日初诊。

主诉：头晕、头痛6年余，近日加重。

现病史：患者有两次脑出血病史，眩晕、头痛、耳鸣多年，头晕不能转侧，治疗多年经久难愈。此次患者因劳累后出现头目昏花，眩晕欲仆，头晕头痛，开目则天旋地转，平素体弱，腰痛腿软，手足心热，口干咽干，舌淡、苔薄腻而滑，脉弦细涩无力。血压160/95mmHg。

辨证：肝肾阴虚，虚阳上亢，络脉瘀阻。

治法：滋补肝肾，镇肝潜阳，活血化瘀。

处方：熟地黄8g，制龟甲5g（先煎），白芍4g，女贞子4g，墨旱莲4g，豨莶草7g，夏枯草7g，黄芩5g，杜仲5g，续断5g，川牛膝5g，桃仁5g，红花5g，川芎5g，珍珠母7g（先煎），石决明7g（先煎），水蛭胶囊4粒，土鳖虫胶囊4粒，全蝎胶囊2粒。7剂，水煎服，每日1剂。

2006年8月10日二诊：患者服药后头目昏花、眩晕欲仆、头晕头痛好转，目前仍有腰痛腿软、手足心热、口干咽干如前，舌淡、苔薄，脉细涩无力。血压150/90mmHg。在原方基础上加补骨脂5g、骨碎补5g。7剂，水煎服，每日1剂。

2006年8月21日三诊：患者腰痛腿软、手足心热、口干咽干较前好转，舌白、苔薄，脉细涩。血压145/90mmHg。效不更方，7剂，水煎服。

2006年8月28日四诊：患者诸症皆除，以上方30剂，研末冲服，每次3g，每日3次，巩固治疗。

按：此案为应用荣脑定痫汤异病同治案例。朱老师认为，该患者中风日久，肝肾失养，虚阳上亢引起肝阳化风，导致眩晕耳鸣等，证属肝肾阴虚、虚阳上亢、虚久致瘀，治以滋补肝肾、镇肝潜阳、活血化瘀。方中熟地黄、制龟甲滋阴潜阳，壮水制火；女贞子、墨旱莲补益肝肾以助熟地黄、龟甲；白芍敛肝和营、养血柔筋；黄芩、豨莶草、夏枯草善治肝阳上亢之头痛、头晕兼以清热；全蝎、珍珠母、石决明搜风镇肝潜阳为疗眩晕；杜仲、续断、补骨脂、骨碎补、川牛膝益肝肾，强筋骨，引热下行；桃仁、红花、川芎、水蛭、土鳖虫活血化瘀、疏通络脉。诸药合用，滋补肝肾、活血化瘀、平肝潜阳，收到较好疗效。

十七、解郁消瘿方

【组成】栀子5g，牡丹皮5g，柴胡5g，当归4g，白芍4g，炒白术4g，川楝子3g，青皮3g，黄药子3g，珍珠母7g（先煎），石决明7g（先煎），甘草2g。

【功效】疏肝解郁，清肝平肝，散结消瘿。

【主治】甲状腺炎、甲状腺肿、甲状腺结节、甲状腺癌。症见颈部瘿瘤结肿，伴有心烦急躁，多汗手颤，失眠心悸，目睛胀痛、迎风流泪，或突眼等，舌红苔白或黄腻，脉弦数。

【方解】瘿瘤以颈前喉结两侧结块肿大，可随吞咽动作而上下移动为临床特征，可见于现代医学中以甲状腺肿大为主要临床表现的疾病如单纯性甲状腺肿、甲状腺炎、甲状腺结节、甲状腺癌等以及有甲状腺肿大的甲状腺功能亢进症等疾病，临床中以女性多见。该病首见于隋代巢元方的《诸病源候论·瘿候》。宋代严用和的《济生方·瘿瘤论治》曰："夫瘿瘤者，多由喜怒不节，忧思过度，而成斯疾焉。大抵人之气血，循环一身，常欲无滞留之患，调摄失宜，气凝血滞，为瘿为瘤。"明代李梴的《医学入门·瘿瘤篇》曰："瘿气，今之所谓瘿囊者是也，由忧虑而生。"清代叶天士的《临证指南医案》曰："女子以肝为先天，阴性凝结，易于怫郁。"宋代陈自明的《妇人大全良方》曰："女子郁怒倍于男子。"指出女子由于先天的生理特点即与肝经气血相关，加之女子"郁怒倍于男子"，更易受情志影响而引起气郁痰结、肝郁化火而发此病。再加上中青年阶段，气血充实，阳气偏盛，若情志刺激，更加容易导致气机不畅，易有化火之变。故本病发生多与情志内伤、饮食失调、水土失宜、体质因素等有关。病变部位可涉及肝、脾、心。病机为七情过度、肝郁气滞、郁火内生、阴虚阳亢、痰凝血瘀结于喉前，病理性质以实证居多，病久可由实转虚。治宜疏肝解郁、清肝平肝，兼以散结消瘿。解郁消瘿方以丹栀逍遥散加减，方中栀子、牡丹皮清肝热凉血；柴胡、当归、白芍疏肝解郁，养血柔肝；炒白术健脾益气；川楝子、青皮疏肝行气；黄药子消瘿散结、凉血降火，但其有小毒，故在用药时宜量小且不宜长期服用；珍珠母配伍石决明能平肝潜阳熄风，治疗手麻、手抖，清肝明目以疗迎风流泪、视物模糊；甘草调和诸药。众药合之以奏平肝潜阳、疏肝理气、清肝泄热之功。

【加减】

1. 耳鸣、烦躁失眠者，加龙胆草 5g、黄芩 5g、莲子心 4g。

2. 眼干眼胀、目睛红赤者，加决明子 5g、菊花 5g、木贼草 4g。

3. 惊悸不安、失眠多梦者，加炒酸枣仁 4g（打碎）、五味子 4g。

4. 结节肿硬者，加夏枯草 7g、生牡蛎 7g（先煎）、三棱 5g、莪术 5g。

【验案举隅】

例1：吴某，女，37 岁，1999 年 3 月 4 日初诊。

主诉：视物模糊、流泪 1 个月余。

现病史：患者于 2 年前与家人发生矛盾，情绪不稳半年余，后觉心悸、烦躁，遂到当地医院就诊，经诊查确诊为甲状腺功能亢进症，给予对症治疗，未取得明显疗效。期间曾采用中药治疗，心悸、烦躁症状得以控制，但病情仍时好时坏。近日自觉症状加重。现症状：身体消瘦，纳少，心悸，心烦，眼胀，时有恐惧感，气短，手麻、手抖，寐差，夜间经常自觉发热、汗出，甲状腺触诊发现甲状腺肿大、质地偏硬，大便次数多。舌红、苔薄黄，脉弦数。

辨证：肝气郁结，肝阳上亢。

治法：疏肝解郁散结，平肝清肝。

处方：栀子 5g，牡丹皮 5g，柴胡 5g，当归 4g，白芍 4g，炒白术 4g，川楝子 3g，佛手 3g，黄药子 3g，龙胆草 5g，黄芩 5g，炒酸枣仁 4g（打碎），五味子 4g，珍珠母 7g（先煎），石决明 7g（先煎），甘草 2g，木贼草 4g。7 剂，水煎服，每日 1 剂。

1999 年 3 月 11 日二诊：患者服药后心烦好转，仍有眼憋胀流泪，舌体胖大，脉弦数。处方：栀子 5g，牡丹皮 5g，柴胡 5g，当归 4g，白芍 4g，炒白术 4g，川楝子 3g，青皮 3g，黄药子 3g，炒酸枣仁 4g（打碎），五味子 4g，珍珠母 7g（先煎），石决明 7g（先煎），生牡蛎 7g（先煎），决明子 5g，菊花 5g，车前子 4g（包煎），甘草 2g，水蛭胶囊 4 粒。7 剂，水煎服，每日 1 剂。

1999 年 3 月 18 日三诊：患者气短、心烦减轻，睡眠好，眼仍憋胀、迎风流泪，自诉左侧甲状腺变软，舌红苔白，脉弦细。二诊方减决明子、菊花。7 剂，水煎服，每日 1 剂。

1999 年 3 月 25 日四诊：患者气短、心烦、手麻减轻，甲状腺仍然肿大，手抖，大便次数多，迎风流泪，舌体胖大有齿痕、苔薄白，脉弦细。处方：栀子 5g，牡丹皮 5g，柴胡 5g，当归 4g，白芍 4g，炒白术 4g，川楝子 3g，青皮 3g，黄药子 3g，炒酸枣仁 4g，五味子 4g，夏枯草 7g，三棱 5g，莪术 5g，白菊花 5g，白蒺藜 5g，珍珠母 7g(先煎)，石决明 7g(先煎)，甘草 2g。7 剂，水煎服，每日 1 剂。

1999 年 4 月 1 日五诊：患者仍出汗，手抖减轻，眼睛酸胀流泪，心悸。四诊方加生牡蛎 7g、车前子 4g（包煎）。14 剂，水煎服，每日 1 剂。

1999 年 4 月 15 日六诊：甲状腺肿变小，眼胀流泪、心悸减轻，手抖发作次数减少，舌红、苔白，脉细数。栀子 5g，牡丹皮 5g，柴胡 5g，当归 4g，白芍 4g，炒白术 4g，川楝子 3g，青皮 3g，黄药子 3g，炒酸枣仁 4g，夏枯草 7g，生牡蛎 7g（先煎），三棱 5g，莪术 5g，白菊花 5g，白蒺藜 5g，珍珠母 7g（先煎），石决明 7g（先煎），木通 3g，甘草 2g。7 剂，水煎服，每日 1 剂。

按：朱老师认为，本患者由于情志因素诱发，导致肝郁不畅，日久化火，出现心悸、心烦、寐差；由于肝藏魂，魂不安则易于出现恐惧；肝郁化火有引动肝风之势，出现手麻、手抖；日久亦可灼伤人体阴液，导致夜间经常自觉发热，伴汗出、身体消瘦；由肝气郁结日久，痰浊、瘀血凝结于颈部，使甲状腺肿大、质地发硬。因此，采用疏肝解郁散结、平肝清肝之法进行治疗。方中牡丹皮、栀子清泄肝火；黄药子凉血降火，消瘿散结；川楝子、佛手、青皮疏肝理气；珍珠母、石决明、决明子、菊花、白蒺藜、车前子、木贼平肝潜阳熄风治疗手麻、手抖，清肝明目以疗眼酸胀流泪、视物模糊；生牡蛎、夏枯草、三棱、莪术化痰散结，改善颈部之肿胀；炒酸枣仁、五味子养血安神；甘草调和诸药。

例 2：张某，女，38 岁，2008 年 6 月 12 日初诊。

主诉：心悸、手抖五年余，近日加重。

现病史：患者 5 年前因工作不顺利导致情志不畅，时隔半年后发现颈前部逐渐肿大，时憋胀疼痛，遂到内蒙古自治区人民医院内分泌科就诊，确诊为甲状腺功能亢进症，给予丙硫氧嘧啶、甲硫氧嘧啶、甲疏咪唑、普萘洛尔等治疗，病情时好时坏，症状一直没有改善。刻下症：颈前肿大，憋胀疼痛，胸闷，心悸，出汗，烦躁易怒，面部烘热，口苦口干，眼球突出，双手颤抖，舌质红、苔黄燥，脉弦细数。

辨证：肝气郁结，痰火互结。

治法：疏肝清热，凉血散结。

处方：栀子 5g，牡丹皮 5g，柴胡 5g，白芍 4g，茯苓 4g，炒白术 4g，当归 4g，川楝子 3g，青皮 3g，黄药子 5g，莲子心 3g，珍珠母 7g（先煎），石决明 7g（先煎），甘草 2g。21 剂，水煎服，每日 1 剂。

2008 年 7 月 2 日二诊：患者服药后诸症减轻，惟眼突缓解不明显，舌红、苔白，脉弦细。处方：栀子 5g，牡丹皮 5g，柴胡 5g，白芍 4g，茯苓 4g，炒白术 4g，当归 4g，川楝子 3g，青皮 3g，黄药子 3g，珍珠母 7g（先煎），石决明 7g（先煎），莲子心 3g，决明子 5g，菊花 5g，木贼 4g，甘草 2g。30 剂，水煎服，每日 1 剂。

按：患者乃肝气郁结、郁而化火所致，故治以疏肝清热、凉血散结。方中柴胡疏肝解郁；白芍酸苦微寒，养血敛阴、柔肝缓急；当归甘辛苦温，养血和血，且其香可以理气，为血中之气药；白术、茯苓、甘草健脾益气，培土抑木，使营血生化有源；牡丹皮、栀子清泄肝火；黄药子凉血降火，消瘿散结；川楝子、青皮疏肝理气；莲子心清心火以除烦；珍珠母、石决明咸寒清热，重镇潜阳，兼能软坚散结。全方配伍，清肝之郁热，散颈部之郁结。二诊时除突眼外，余皆有所减轻，故加决明子、菊花、木贼清肝明目，疏风解郁，与方中珍珠母、石决明共同治疗目突睛胀。

十八、益气健腰汤

【组成】黄芪 15g，党参 10g，炒白术 7g，当归 6g，柴胡 5g，升麻 5g，桃仁 7g，红花 7g，川芎 7g，地龙 6g，威灵仙 5g，海风藤 5g，徐长卿 7g，水蛭 5g，土鳖虫 5g，甘草 2g。

【功效】健脾升阳，益气活血。

【主治】气虚血瘀型腰痛。症见晨起腰痛，稍事活动后缓解，劳累及过度运动后加重，或伴有恶风易感冒，疲乏，气短，或大便溏稀，舌淡、苔白等。

【方解】

腰痛是一个常见症状，可见于临床诸多疾患中，因"腰为肾之府"，故治疗腰痛多从肾虚和补肾着手。《金匮要略·五藏风寒积聚病脉证并治》曰："肾着之病，其人身体重，腰中冷，如坐水中，形如水状，反不渴，小便自利，饮食如故，病属下焦，身劳汗出，表里冷湿，久久得之，腰以下冷，腹重如带五千钱。"治宜散寒祛湿，用甘姜苓术汤。此处指出的肾着是由脾虚不运，水湿、寒湿之邪，留着于肾所引起的，故肾病用脾药，取益土治水之义，具有补脾温肾除湿之功效。这一认识，为治疗腰痛另辟蹊径。朱老师在临床中观察到，部分腰痛患者并无明显肾虚证候，而服用补肾药也无明显效果。特别是这类患者晨起腰痛，稍事活动后缓解，劳累及过度运动后加重，或伴有恶风易感冒，疲乏，气短，或大便溏稀，舌淡、苔白等，辨证属于气虚血瘀，系因气虚气血运行无力，壅滞经络所致。稍事活动后阳气得到升发舒展，故腰痛缓解。但是劳累及过度运动后加重，且伴有恶风易感冒，疲乏，气短，或大便溏稀等，脾气虚损证候突出。《医学心悟·身痛》云："身体痛，内伤外感均有之。如身痛而拘急者，外感风寒也；身痛如受杖者，中寒也；身痛而重坠者，湿也；若劳力辛苦之人，一身酸软无力而痛者，虚也。治法，风则散之，香苏散；寒则温之，理中汤；湿则燥之，苍白二陈汤；虚则补之，补中益气汤。"所以，朱老师认为，此类患者在治法上应重点予以健脾益气升阳，方用补中益气汤为主。气虚气滞，血运不行，故佐以桃仁、红花、川芎、地龙、水蛭、土鳖虫活血通络止痛。全方标本兼顾，健旺先后天之本，可作为基础方广泛运用于腰痛病，或其他辨证以气虚血瘀为主的内伤杂病（如老年下肢静脉曲张）。

【加减】

1.腰痛而重坠者，可合入甘姜苓术汤，加甘草5g、干姜5g、茯苓6g。

2.腰痛难以转侧，伴有关节疼痛、难以屈伸者，可合入当归四逆汤，加桂枝5g、赤芍5g、细辛3g、通草3g、吴茱萸4g、荜茇4g、络石藤5g。

【验案举隅】

例 1：王某，男，36 岁，2005 年 5 月 12 日初诊。

主诉：腰膝酸痛，婚后 8 年未育。

现病史：患者自述婚后 8 年未育，夫妻二人在当地三甲医院生殖中心检查，妻子健康。精液常规显示：精子活动力 1 度，快速直线运动 10.2%，慢速直线运动 10.1%，原地不动 30%，活动率 27%，液化不良。曾多方治疗未取得明显疗效。刻下症：腰膝酸痛，自觉畏寒，疲乏无力，食欲不振，性欲低下，阳事不举，早泄，多梦，纳少，二便可，舌质淡红、苔薄白，脉沉细缓。

辨证：脾肾阳虚，命门火衰，腰府失养。

治法：补益中气，健脾壮腰，益肾固精。

处方：黄芪 15g，党参 10g，炒白术 6g，当归 6g，柴胡 5g，升麻 5g，桃仁 5g，红花 5g，熟地黄 8g，巴戟天 4g，肉苁蓉 4g，淫羊藿 5g，韭子 5g，蛇床子 5g，九香虫 5g，刺猬皮 5g，雄蚕蛾 5g，甘草 2g。14 剂，水煎服，每日 1 剂。

2005 年 5 月 26 日二诊：食欲增加，疲劳好转。继予上方 30 剂，水煎服，每日 1 剂。

2005 年 6 月 26 日三诊：服药后，患者症状明显改善，性欲增强，畏寒减轻。舌淡红、苔白，脉沉细。精子化验：精子活动力 3 度，快速直线运动 25.2%，慢速直线运动 15.1%，原地不动 10%，正常值：$\geq 20 \times 10^9/L$ 活动率 47%，液化良。上方加丹参 5g，煅龙骨、煅牡蛎各 7g（先煎）。30 剂，水煎服，每日 1 剂。

后随访，患者服药期间爱人怀孕。

按：男性的生殖能力，与肾中精气的盛衰，关系十分密切。而本患者表现出全身虚弱之症，考虑从脾肾入手，朱老师用益气健腰汤配合以温补肾阳之药进行治疗。方中补中益气汤补脾益气、健腰强肌；熟地黄、巴戟天、肉苁蓉、淫羊藿、韭子温阳补肾，有助于精子产生，配合以补脾之方，提高精子活动度；蛇床子、九香虫、雄蚕蛾均有温肾、促进精子生成的作用；刺猬皮收敛固涩止滑泄；佐以桃仁、红花活血化瘀。二诊时效果明显，效不更方。三诊时更见卓效，乃加入丹参、熟地黄补益精血，煅龙骨、煅牡蛎收敛固涩。全方脾肾兼顾，益气活血，补肾生精，取得较好疗效。

例2： 郝某某，女，71岁，2009年10月24日初诊。

主诉：颈、肩酸困伴头晕、心悸，加重半年。

现病史：患者颈肩酸困、手麻反复发作近20年，1995年X线检查示："颈椎4、5椎，腰椎3、4椎间盘疝"，因症状较轻未曾治疗。近十余年，患者上述症状时轻时重，曾自行使用理疗仪治疗，未曾口服药物。近半年无明显诱因上述症状加重。刻下症：耳鸣，头晕，两目干涩，颈肩部困疼，双下肢困重无力，心悸，气短，欲叹息，右侧腰部疼痛，饮食尚可，反复口腔溃疡，大便干，睡眠一般。舌质淡红、苔白，脉沉弱。颈椎X线正侧双斜位示：颈椎骨质增生，颈4、5椎间盘疝。

辨证：肾督亏虚，瘀血阻络，清窍失养。

治法：补益肾肝，舒筋通督，活血止痛。

处方：葛根9g，桂枝7g，赤芍7g，白芍7g，鹿角霜7g，红花7g，桃仁7g，地龙7g，白芷7g，白蒺藜6g，白菊花6g，威灵仙7g，海风藤7g，徐长卿7g，细辛4g，通草4g，吴茱萸6g，萆薢6g，补骨脂7g，狗脊7g，水蛭4g，土鳖虫4g，蜈蚣2g，白僵蚕2g，甘草2g。14剂，水煎服，每日1剂。

2009年11月7日二诊：患者服药后眩晕明显减轻，便秘稍有改善。腰酸困尤甚，精神欠佳，膝关节疼，右膝盖以下麻木，饮食尚可。舌质红、苔少，脉沉弱。膝关节X线正侧双斜位示：髌骨骨刺。拟益气健腰汤加减，处方：黄芪10g，党参7g，炒白术7g，当归4g，柴胡4g，升麻5g，枳实5g，桃仁5g，红花5g，川芎5g，地龙4g，威灵仙4g，海风藤7g，徐长卿4g，水蛭4g，蜈蚣2g，甘草2g，桂枝5g，赤芍5g，细辛4g，通草4g，吴茱萸6g，萆薢6g。14剂，水煎服，日1剂。

2009年11月21日三诊：患服药后腰困好转，膝关节疼痛减轻，右膝盖以下麻木减轻，每日午后精神不振，纳差，扁桃体略肿大，咽干。二诊方加木香3g、白豆蔻4g（后下）、石斛3g、南沙参3g。30剂，水煎服，每日1剂。

按： 朱老师认为，患者颈、肩酸困伴头晕、心悸，主要为常年劳损过度，加之年事已高，颈腰脉络气血瘀滞，影响血脉循行，波及于心脑，故而眩晕伴有心悸。故先予颈椎通痹方温通督脉，活血化瘀。二诊时颈椎症状有所缓解后，考虑患者年龄，易形成气虚血瘀，因此，当从补脾升阳着手，佐以活血通络之品。经络通畅，气血得以运化，筋骨肌肉得以濡养，麻木、疼痛、耳鸣、心悸等症状自消。故二诊处方改予益气健腰汤加减，并佐以通阳活血药组（桂枝、赤芍）和温通药组（细辛、通草、吴茱萸、荜茇）增强原方温通活血的力量，颈椎方和健腰方分重点、分步骤序贯治疗，收到较好效果。

十九、去脂消痤汤

【组成】桑白皮 7g，地骨皮 7g，生地黄 6g，玄参 6g，麦冬 6g，生石膏 10g，知母 6g，黄连 6g，栀子 7g，牡丹皮 7g，升麻 6g，双花 7g，连翘 5g，紫花地丁 10g。

【功效】泻肺清胃，凉血活血，疏风解毒。

【主治】痤疮。症见面部及胸背部红疹，疼痛，瘙痒，硬结，或伴有脓头，反复发作导致瘢痕疙瘩等，舌红、苔白，脉细数。

【方解】

痤疮俗称青春痘，是多种因素导致的毛囊皮脂腺慢性炎症性皮肤病，它与内分泌系统关系密切，特别是雄性激素，女性在月经前也常有痤疮发生。中医认为，肺主皮毛，足阳明胃经走行于面部，又为多气多血之经，正如《外科正宗》曰："肺风、粉刺、酒糟鼻三名同种，粉刺属肺，酒糟鼻属脾，皆总血热瘀滞不收。"因此，皮肤疮疡、疖肿多与肺胃关系密切。同时，此类患者多有皮脂腺分泌过于旺盛，往往头面胸背油脂滋腻，甚则伴发脂溢性皮炎，导致皮肤瘙痒红赤。此类症状是因为肺胃火盛，煎熬津液所成，所以欲去其脂，必先清其内热，因此朱老师选用泻白散、清胃散合增液汤三方加减。方中黄连、栀子、生石膏泻胃火，佐以知母、桑白皮、地骨皮、牡丹皮清肺热，以皮达皮，透散郁热；生地黄、玄参、麦冬凉润肺胃，补水制火；双花、连翘、紫花地丁疏散皮肤风热，解热毒而消疮疹；升麻引诸药上行头面、外达皮肤，兼有发散郁火之效。

【加减】

1. 伴有脂溢性脱发者，加桑叶 7g、侧柏叶 7g。

2. 大便秘结者，加生大黄 3g（后下）。

3. 痤疮肿硬难消者，加生山楂 5g、僵蚕 4g、白芥子 3g。

4. 面部红痒、红疹疼痛者，加黄芩 7g、丹参 10g。

【验案举隅】

例 1：王某某，女，26 岁，于 2009 年 6 月 26 日就诊。

主诉：面部痤疮 1 年余，加重半年，伴反复臀部疖肿。

现病史：患者述 1 年前大学毕业工作后，由于工作劳累出现面部痤疮散发，未予重视及治疗。今年春天开始，面部痤疮增多，有些甚至红肿、疼痛，食油腻、辛辣加重，并出现双侧臀部小疖肿，就诊社区医院，给予口服抗生素及外用湿毒清软膏，效果不显。1 周前，症状再次加重，臀部小疖肿影响工作、休息。刻下症：额头、口鼻、面颊部散在多发痤疮，大小不一，部分颜色深红，触之碍手，双侧臀部也有 3～4 个红色小疖肿，顶端色白，触碰疼痛，患者形体偏胖，性情急躁易怒，纳可，平素便秘,2～3 日一行，眠安。舌边尖红、苔薄黄，脉弦滑略数。

辨证：肺胃郁热，火毒内蕴，血热郁滞。

治法：泻肺清胃，凉血活血，滋阴润燥。

处方：桑白皮 7g，地骨皮 7g，生地黄 6g，玄参 6g，麦冬 6g，生石膏 10g，知母 6g，黄连 6g，栀子 7g，牡丹皮 7g，升麻 6g，双花 7g，紫花地丁 10g，炒黄芩 7g，生山楂 5g，生大黄 2g（后下），甘草 2g。7 剂，水煎服，每日 1 剂。

2009 年 7 月 2 日二诊：患者服药后自觉症状减轻，面部油脂减小，红肿的痤疮颜色变浅，臀部疖肿疼痛减轻，饮食尚可，小便稍黄，大便每日一行，略干，眠可。舌质红、苔白，脉弦滑。一诊方加丹参 10g、僵蚕 4g。7 剂，水煎服，每日 1 剂。

2009 年 7 月 9 日三诊：患者述臀部疖肿已经无肿痛，痊愈。面部痤疮较前有所减轻，纳可，眠安，大便每日一行。舌质红、苔薄白，脉细滑。二诊方减大黄、紫花地丁，加赤芍 5g。7 剂，水煎服，每日 1 剂。

2009 年 7 月 15 日四诊：现患者仍面部散在小痤疮，但无明显红肿，服药期间无臀部疖肿，纳可，眠安，二便调。舌质红、苔薄白，脉细滑。以初诊方制成水丸，240g，每次30粒，每日3次，叮嘱患者坚持服药，平素宜饮食清淡，调畅情志。

按：此患者素体肥胖，过食肥甘厚腻，易致肺胃郁热，加之性情急躁易怒，肝郁化热，火毒内蕴肌肤，气血郁滞不通，伤及营血，火热炎上则形成痤疮，臀部为肝胆、足阳明胃经所过之处，热毒流注，则形成臀部反复疖肿。朱老师治疗本病重在清泻肺胃郁热，方中以泻白散加清胃散为主，并加双花、紫花地丁、炒黄芩加强清热解毒散邪功效。由于火热内盛易伤津液，故加增液汤养阴生津润燥，并取生地黄凉血，清血分邪热；生山楂重在活血化瘀、消积散结。二诊见效后，加丹参、僵蚕重在清泻心肝郁热，活血疏风理气。三诊患者病情明显好转，故去苦寒之紫花地丁、大黄避免伤及胃气，改用药性微寒而较为平和的赤芍清热凉血、活血化瘀，防止热壅血瘀。

例2：韩某，女，28岁，于2009年11月24日就诊。

主诉：面部痤疮3个月，伴脱发1个月余。

现病史：患者述于3个月前开始面部逐渐光亮如涂膏脂，且头发难以梳洗。之后面部便出现痤疮，初起部位以双侧脸颊部为主，以后逐渐向额头及口鼻部扩展，同时新起者与消退者并见，新起无疼痛，消退者无瘙痒，未曾治疗。但近1个月余洗头时发现脱发较为明显。刻下症：心情烦躁，头皮发痒，口鼻部、面颊部有数个痤疮，大小不等，颜色深红，触之碍手。小便黄赤，大便不畅，睡眠佳。舌质红、苔黄，脉滑数。

辨证：热蕴肺胃，耗伤阴液，郁积成毒。

治法：滋阴润燥，泻肺清胃，通脉活血。

处方：生地黄4g，玄参4g，麦冬4g，桑白皮7g，地骨皮7g，寒水石10g，知母6g，黄连6g，栀子6g，牡丹皮7g，桑叶7g，侧柏叶7g，生山楂5g，车前子6g（包煎），吴茱萸6g，萆薢6g，甘草2g。7剂，水煎服，每日1剂。

2009年12月1日二诊：患者服药7剂后心烦症状减轻，仍有脱发，面部痤疮无新发，以口鼻部多见，但油脂减少。小便稍黄，大便正常，饮食尚可，睡眠一般。舌质红、苔黄，脉浮数。初诊方去寒水石、生山楂、吴茱萸、荜茇，加生石膏 10g。7 剂，水煎服，每日 1 剂。

按： 朱老师辨证认为，患者肺胃郁热上攻之证明显，故用寒水石清热泻火，佐以桑叶、侧柏叶凉血疏风透热止脱发，加用生山楂散结消滞活血，起到防止热壅血瘀、酿生肿毒之效。为防止苦寒药物伤阳败胃，故反佐吴茱萸、荜茇，既可护中阳，又可通过其辛散之力发散郁火，一举两得。

二十、升陷止淋方

【组成】黄芪 15g，党参 10g，炒白术 7g，当归 7g，柴胡 5g，升麻 5g，吴茱萸 4g，荜茇 4g，生地黄 4g，赤芍 5g，竹叶 3g，通草 3g，白茅根 7g，甘草 2g。

【功效】补中升清，利湿止淋。

【主治】尿道综合征，慢性泌尿系感染。症见精神倦怠，体力困乏，尿频，尿急，或伴有尿痛，小腹抽痛，遇劳累或受寒反复发作。舌淡苔白，脉细无力。

【方解】

尿道综合征又名"无菌性尿频—排尿困难综合征""症状性无菌尿"，临床上以典型的膀胱刺激征，无真性菌尿，血常规、尿常规化验正常，频繁发作为特征。而慢性泌尿系感染亦是临床常见病和多发病，可发生在各个年龄阶段，尤其是绝经女性和老年人发病率较高。根据二病的主要症状，可归属于中医学的"虚淋""劳淋"范畴。由于中国古代常"淋""癃"互称指代，故关于本病的记载最早可以追溯到《五十二病方》中，其将小便不利诸证称为"血癃""石癃""膏癃""女子癃"等。《素问·奇病论》云："有癃者，一日数十溲。"明确指出本病具有小便频数的症状。《素问·宣明五气》云："膀胱不利为癃。"《素问·气厥论》云："胞移热于膀胱，则癃溺血。"指出本病病位在膀胱，由于淋证临床表现不一、病因病机各异，古代医家对其分类也较多，故宋代陈言在《三因极一病症方论·淋证治》中言："方中所出淋病，症状不一，所谓诸淋，亦不能备书。若随所因而命名，如劳、如惊、如寒、如湿、如风、如暑，以至暴淋也。"对于小便频数，且遇劳则发或加重的患者，按照症状及诱因当归属于"劳淋"。《灵枢·口问》云："中气不足，溲便为之变。"明代李梴的《医学入门·淋》概括为"中虚总难利膀胱"，故中焦脾胃虚弱，运化失常，清阳不升，水液不能正常代谢可变生小便病变。隋代巢元方的《诸病源候论》进一步指出："诸淋者，由肾虚而膀胱热故也。肾虚则小便数，膀胱热则尿下涩，数而且涩则淋沥不宣，故谓之淋。"此处"肾虚膀胱热"，是说肾虚与膀胱湿热均是导致淋证的重要原因。朱老师抓住此类劳淋气阴两虚夹热的特征，选用补中益气汤合导赤散，拟定升陷止淋方。方中以补中益气汤补益中气，健脾升阳，升清止淋；佐以导赤散滋肾清热，通利水道，既可通调水道，引药归经，又可兼治中气下陷，内郁生热。吴茱萸、萆薢作用有二，一是佐助补中益气汤，增强了原方温升之力；二是反佐导赤散，辛散通行增强了原方通利水道之功。诸药合用，标本兼顾，效验颇佳。

【加减】

1. 小腹胀痛，或抽痛者，加小茴香 4g、荔枝核 4g、乌药 3g。

2. 尿频较重，或尤其以夜尿频多者，加益智仁 4g、覆盆子 4g、桑螵蛸 4g。

3. 小便热，或刺涩热痛者，加萹蓄 5g、瞿麦 5g。

4. 男子阳痿早泄者，加九香虫 5g、刺猬皮 5g、雄蚕蛾 5g，或淫羊藿 5g、韭子 5g、蛇床子 5g。

5. 女子带下较甚者，加乌贼骨 5g、椿根皮 5g、鸡冠花 5g；量多色黄者，加土茯苓 7g、苦参 7g、红藤 7g、败酱草 7g；量多色白者，加山药 4g、芡实 4g、扁豆 4g；阴痒者，加藿香 5g、黄精 5g、地肤子 5g。

【验案举隅】

例 1：孙某，女，91 岁，2007 年 4 月 10 日初诊。

主诉：脑梗死 20 余天，伴尿频 10 余天。

现病史：患者 3 月 21 日突发左侧肢体麻木不遂，意识清晰，到某三甲医院做 CT 检查发现，右侧脑半球颞叶轻度脑梗，即在医院行输液治疗（具体药物不详）。患者近 10 余天，尿频、26～27 次/天，夜尿频多，尿液清稀，小便后无小腹抽痛，无遗尿，腰痛，尿常规：白细胞（+），伴有昏眩、纳差、乏力、便秘。舌质淡、苔白腻，脉虚缓。

辨证：脾虚气陷，中阳不运，下焦气化不利。

治法：补脾升清，温中行气。

处方：黄芪15g，党参10g，炒白术7g，当归7g，柴胡5g，升麻5g，枳实4g，吴茱萸4g，萆薢4g，生地黄4g，赤芍5g，竹叶3g，通草3g，白茅根7g，甘草2g，小茴香4g，荔枝核4g，乌药3g，益智仁4g，覆盆子4g，桑螵蛸4g。7剂，水煎服，每日1剂。

2007年4月17日二诊：患者服药后尿频稍见好转，乏力减轻。尿常规：白细胞55～60/HP，伴有纳差、烦躁，舌淡、苔白，脉细软。处方：黄芪15g，党参10g，炒白术7g，当归7g，柴胡5g，升麻5g，吴茱萸4g，萆薢4g，生地黄4g，赤芍5g，竹叶3g，通草3g，甘草2g，草薢5g，萹蓄5g，木香3g，白豆蔻2g（后下）。7剂，水煎服，每日1剂。

2007年4月24日三诊：患者药后小便次数明显减少，每天仍有10余次，有尿不尽感觉，肢体麻木减轻，舌淡、苔白，脉细无力。处方：黄芪15g，党参10g，炒白术7g，当归7g，柴胡5g，升麻5g，生地黄4g，赤芍5g，竹叶3g，通草3g，白茅根7g，甘草2g，吴茱萸4g，萆薢4g，草薢5g，萹蓄5g，陈皮3g，木香3g，白豆蔻2g（后下）。7剂，水煎服，每日1剂。

2007年5月3日四诊：患者白天小便次数正常，夜尿3～5次，肢麻乏力续有减轻，咽部不利、痰多，纳差，舌淡、苔白，脉细无力。处方：黄芪15g，党参10g，炒白术7g，当归7g，柴胡5g，升麻5g，枳实10g，生地黄4g，赤芍5g，竹叶3g，通草3g，吴茱萸4g，萆薢4g，小茴香4g，荔枝核4g，乌药3g，木香3g，白豆蔻2g（后下），陈皮3g，甘草2g。7剂，水煎服，每日1剂。

咽炎Ⅰ号80g，每次30粒，每日3次。

依此方先后服用21剂，左侧肢体麻木不遂及尿频等症状皆愈，体力恢复如初。

按：该患者的临床表现，中医可归属于中风、眩晕、淋证范畴。患者年高，中气亏虚，不能升举中气，清气不能上荣头目，故见昏眩；中气不足，膀胱失约，故见小便频数；脾气不运，故见纳差、便秘。针对以上情况，朱老师采用补中益气、升清降浊之法。方中黄芪、党参、白术补中益气，吴茱萸、萆薢助其温运中阳之力。生地黄、赤芍、竹叶、通草、白茅根为导赤散，清下焦虚热利水道，同时辅以小茴香、荔枝核、乌药增强下焦气化功能，反佐吴茱萸、萆薢辛温通利而畅水道；益智仁、覆盆子、桑螵蛸配乌药有缩泉丸之意，两组药合用可恢复下焦气化开阖。升麻、柴胡升举中气，升清而降浊，促进人体升降开阖复常。

例 2： 王某，女，60 岁，2007 年 8 月 30 日初诊。

主诉：小便不利伴有小腹抽痛 2 年余，加重 2 周。

现病史：患者述 2 年前出现尿频、尿急，小腹坠胀，小便时有淋漓不尽之感，曾于社区医院就诊，初步诊断为单纯性泌尿系统感染，给予抗菌消炎治疗，1 周后上述症状缓解。此后经常因疲劳或进食辛辣食物而诱发，时好时坏。刻下症：小便不利，小腹抽痛，时有尿频、尿急，白带发黄，下阴瘙痒，面色晦暗，大便不成形，舌淡胖、苔薄，脉沉。

辨证：脾肾亏虚，气化失司，湿浊下注。

治法：补脾益肾，利尿通淋，升清降浊。

处方：黄芪 15g，党参 10g，炒白术 7g，当归 7g，柴胡 5g，升麻 5g，生地黄 4g，赤芍 5g，竹叶 3g，通草 3g，吴茱萸 4g，萆薢 4g，白茅根 7g，甘草 2g，土茯苓 7g，鸡血藤 7g，淫羊藿 5g，韭子 5g，蛇床子 5g，山药 4g，莲子 4g，芡实 4g，乌贼骨 5g，椿根皮 5g，鸡冠花 5g，小茴香 4g，荔枝核 4g，乌药 3g。7 剂，水煎服，每日 1 剂。

2007 年 9 月 7 日二诊：患者药后小便不利、尿频减轻，腹部抽痛消失，白带减少、色黄，下阴有时仍痒。效不更方，嘱可继续照方自行抓药服用，直至症状消失。

2 周后随访，患者诸症皆愈。

按： 朱老师认为，本例患者脾肾亏虚、气化失司，导致阳气下陷、清浊相混，因此出现小便频数不利、小腹坠胀、抽痛之症；日久水湿停聚化热，注于下焦，出现黄带、下阴瘙痒。由于患者小腹下坠、中气下陷症状较为明显，故采用补中益气兼顾补肾、清热祛湿、利尿通淋。方中黄芪、党参、炒白术、当归、柴胡、升麻、吴茱萸、萆薢补脾以升中气；淫羊藿、韭子、蛇床子温肾阳以助脾阳；小茴香、荔枝核、乌药温阳散寒、疏肝止痛，以复肝肺气化之机；生地黄、赤芍、竹叶、通草、甘草、白茅根清热利尿以通淋；佐以土茯苓、鸡血藤、乌贼骨、椿根皮、鸡冠花清热祛湿，化浊止带；山药、莲子、芡实健脾运湿、固泉缩尿、收涩止带。本案在升陷止淋汤基础上复加三组药组，既治患者之小便淋漓之症，又治因下焦湿热导致的白带异常、外阴瘙痒等妇科炎症，一举两得。

例3：师某，女，48岁，2006年9月19日初诊。

主诉：尿频反复发作4年，近1年来发作频繁。

现病史：患者4年前无明显诱因出现尿频，每日10余次，尿急、尿痛不甚。当地社区诊所给予消炎药（具体用药不详）治疗，症状缓解后即停药。以后虽有发作，但间隔时间较长，自服消炎药即得缓解。但此后发作间隔时间逐渐缩短。尤其近1年来频频发作，稍有劳累或受凉即发作，自服消炎药不能缓解。就诊于当地医院肾病科，诊断为肾盂肾炎。刻下症：尿频，每日12～15次，夜间3～5次，腰困，小腹坠胀且凉，白带量多色黄，大便正常，睡眠一般。查体发现肾区有压痛和叩击痛。尿常规：尿蛋白（＋），潜血（＋）。舌质淡红、苔白黄相兼，脉沉缓。

辨证：脾肾亏虚，湿热下注。

治法：补中升阳，温肾固涩。

处方：黄芪15g，党参10g，炒白术6g，当归6g，柴胡5g，升麻5g，生地黄4g，赤芍5g，竹叶3g，通草3g，吴茱萸4g，荜茇4g，白茅根7g，甘草2g，土茯苓7g，苦参7g，韭子5g，蛇床子5g，山药4g，白扁豆4g，芡实4g，乌贼骨5g，椿根皮5g，鸡冠花5g，小茴香4g，荔枝核4g，乌药3g。30剂，水煎服，每日1剂。

2006年10月18日二诊：药后患者尿频明显缓解，夜尿2次，劳累后症状加重，腰困，白带量少微黄，纳少，舌质淡红、苔白，脉沉弱。尿蛋白（－），潜血（±）。初诊方加白豆蔻2g（后下），木香3g。30剂，水煎服，每日1剂。医嘱：避免过劳，注意保暖，调畅情志，忌生冷饮食。由于路途遥远可按照上方自行买药继服。

2007年8月1日三诊：患者尿频基本消失，夜尿无，腰困，白带量少，稍黄色，纳可，舌质淡红、苔白，脉沉弱。尿蛋白（－），潜血（±）。继续予二诊方30剂，水煎服，每日1剂。

按： 该患者肾盂肾炎以尿频为主症，遇劳累和寒冷复发，朱老师认为患者以脾肾亏虚、阳气下陷、气不化水为本，在夜间人体处于阳虚阴盛的状态，故小便频数症状加重，水液日久不化，积于下焦可化湿生热，成为本病之标。因此温补脾肾、升阳举陷以助气化，兼以清利下焦湿热以通淋，标本兼顾。方中黄芪、党参、炒白术、当归、柴胡、升麻、韭子、蛇床子温补脾肾以恢复水液气化；小茴香、荔枝核、乌药、吴茱萸、荜茇温阳散寒以助脾肾之功能；生地黄、赤芍、竹叶、通草、甘草、白茅根清热利尿以通淋；土茯苓、苦参、鸡血藤、椿根皮、鸡冠花清下焦湿热，兼以养血止血；山药、莲子、芡实、乌贼骨收敛固涩，在清利中兼以收涩，既可去除导致淋证之因，又可止小便频数之症。在二诊、三诊中加入木香、白豆蔻调畅脾胃以促进运化，增强患者食欲，调补后天以促进精微化生，配合前补中益气汤及补肾之药，先后天同调改善患者虚弱之体，防止疾病的复发。

例 4： 李某，女，62 岁，2004 年 6 月 8 日。

主诉： 反复尿频、尿急 30 余年，加重 3 个月。

现病史： 患者 30 余年前患有尿频、尿急、尿痛、尿血、发热寒战，经内蒙古自治区人民医院诊断为急性肾盂肾炎，经用抗生素治疗后症状缓解。后又多次发作，均用消炎药控制，但不能彻底治愈，每遇劳累或受凉后上述症状复发。每次复发仅见尿频、尿急、小腹抽痛，尿检常有白细胞、红细胞、脓细胞。近 3 个月上述症状加重，除尿频、尿急、小腹抽痛外，并见小便浑浊，静置一段时间即见尿盆底沉淀下厚厚一层絮状物，尿常规（－）。刻下症：尿频、尿急、小便不畅，小便过程中常伴有小腹抽痛，每日小便十数次，夜尿 5～6 次，精神疲惫，纳差，大便正常，舌质淡红、边有齿痕、苔薄白，脉象沉弱。尿常规：白细胞:15～18/HP，红细胞:0～1/HP。中段尿细菌培养发现大肠埃希菌。既往有糖尿病史，现用胰岛素控制。

辨证： 脾肾两虚，湿热蕴结。

治法： 温补脾肾，清热利湿。

处方： 黄芪 15g，党参 10g，炒白术 7g，当归 7g，柴胡 5g，升麻 5g，生地黄 4g，赤芍 5g，竹叶 3g，通草 3g，白茅根 7g，甘草 2g，淫羊藿 5g，韭子 5g，蛇床子 5g，萆薢 5g，萹蓄 5g，小茴香 4g，荔枝核 4g，乌药 3g。30 剂，水煎服，每日 1 剂。

2004 年 7 月 20 日二诊：患者服药后尿频、尿急、小便不畅、小腹抽痛症状皆缓解，但小便浑浊、沉淀仍多，夜尿 7～8 次，舌质淡红、边有齿痕、苔白，脉象沉弱。初诊方加：土茯苓 7g，益智仁 4g，覆盆子 4g，桑螵蛸 4g。21 剂，水煎服，每日 1 剂。

2004 年 8 月 17 日三诊：患者小便已清，沉淀明显减少，夜尿 3 次，舌质淡红、苔薄白，脉象沉弱。处方：黄芪 15g，党参 10g，炒白术 7g，当归 7g，柴胡 5g，升麻 5g，生地黄 4g，赤芍 5g，竹叶 3g，通草 3g，白茅根 7g，甘草 2g，熟地黄 8g，巴戟天 4g，山茱萸 4g，肉苁蓉 4g，淫羊藿 5g，韭子 5g，蛇床子 5g，益智仁 4g，覆盆子 4g，桑螵蛸 4g，小茴香 4g，荔枝核 4g，乌药 3g。10 剂，水煎服，每日 1 剂。

按： 朱老师认为，本患者病机为本虚标实，本为脾肾两虚、固摄无权，标为湿热下注、蕴于膀胱，治疗上标本兼治、以补为主。故选用补中益气之黄芪、党参、炒白术、柴胡、升麻、甘草健脾益气、升阳举陷；生地黄、赤芍、竹叶、通草、白茅根、萆薢、萹蓄清热利尿；熟地黄、山茱萸、肉苁蓉、淫羊藿、韭子、蛇床子、巴戟天温补肾阳，补先天以助后天；益智仁、覆盆子、桑螵蛸补肾固摄缩尿，以止小便频数；小茴香、荔枝核、乌药温肝理气以止小腹抽痛。全方用药虽攻补兼施，但仍以温补脾肾、升阳举陷为主。

二十一、通关止淋方

【组成】肉桂 2g，黄柏 5g，知母 5g，生薏苡仁 4g，制附子 3g（先煎），败酱草 7g，土茯苓 7g，红藤 7g，淫羊藿 5g，韭子 5g，蛇床子 5g，九香虫 5g，刺猬皮 5g，雄蚕蛾 5g，小茴香 4g，荔枝核 4g，乌药 3g。

【功效】益肾通关，降浊解毒，理气活血。

【主治】前列腺炎、前列腺增生肥大、前列腺癌等。症见小便不利，小腹胀痛，尿白尿浊，或伴有会阴胀痛、早泄，舌暗红、苔白腻或滑腻，脉弦湿或沉涩。

【方解】

前列腺疾患根据临床表现，可归属中医"癃闭""淋证""淋浊""腰痛""精浊""白浊"等范畴。《素问·气厥论》曰："五藏六府，寒热相移者何？岐伯曰：……胞移热于膀胱，则癃溺血。"《素问·宣明五气论》曰："五气所病：……膀胱不利为癃，不约为遗溺。"指出下焦有热和膀胱气化无权则导致小便不通或遗尿。《金匮要略·消渴小便不利淋病》提到"淋之为病，小便如粟状，小腹弦急，痛引脐中""虚劳腰痛，少腹拘急，小便不利者，八味肾气丸主之"，指出类似症状，并认为肾虚是导致本病的重要原因。而《诸病源候论·淋病诸候》曰："诸淋者，由肾虚而膀胱热故也……肾虚则小便数，膀胱热则水下涩。数而且涩，则淋沥不宣，故谓之淋。"指出肾虚与下焦膀胱有热是导致本病的关键。《素问·灵兰秘典论》曰："膀胱者，州都之官，津液藏焉，气化则能出矣。"又谓："三焦者，决渎之官，水道出焉。"均指明人体水液代谢与三焦气化功能密切相关，尤其是下焦水道。下焦之膀胱与肾互为表里，二者气化功能对于排泄小便至为重要。下焦相对于上、中焦而言，是指脐以下的部位，在脏腑上指代肝肾盆腔等部位，喻昌《医门法律》言："《灵枢》谓宗气积于上焦，营气出于中焦，卫气出于下焦，谓其所从出之根柢也。卫气根于下焦，阴中之微阳……是卫气本清阳之气，以其出于下焦之浊阴，故谓浊者为卫也。"朱老师认为，肾为元阴元阳的生发之所，故下焦为生阳之本，又最易为浊阴所困。肾气充实，固摄有权；膀胱气化有力，开阖有度，能够维持水液的正常代谢。如果肾气不充，则膀胱气化无力，开阖失度，水道不畅，出现尿频、小便不利等症状。此外，湿瘀等病理产物，其性沉降，易袭下焦，停着不去，日久最易积热酿毒。故下焦杂病当着眼于通阳活血、清利湿热，并结合具体病症的证候特点予以施治。

根据以上认识，朱老师所拟通关止淋方主要系由滋肾通关丸合薏苡附子败酱散加减而成，具有通阳化气、活血解毒、清利湿热、益肾通关的功效。方中知母、黄柏、生薏苡仁、败酱草、土茯苓、红藤清热利湿通淋；附子、肉桂、淫羊藿、韭子、蛇床子、九香虫、雄蚕蛾温阳补肾，恢复气化，气化则小便自然通畅；刺猬皮具有收涩固精、固脬止遗之性能，专治小便频数；小茴香、乌药、荔枝核温阳理气止痛，气行则水行，水液输布各行其道。全方通补并用，使水道通畅，小便归于正常。

【加减】

1. 前列腺肥大者，可选加三棱 5g、莪术 5g、炮山甲 5g、山慈菇 5g、夏枯草 7g。

2. 伴有乏力气短倦怠、小便不利者，可加补中益气汤。

3. 小便频数、夜尿频多者，加益智仁 4g、覆盆子 4g、桑螵蛸 4g。

【验案举隅】

例 1： 何某，男，37 岁，2008 年 12 月 18 日初诊。

主诉：尿频、尿急、尿痛，尿无力、尿等待 4 年。

病史：近 4 年来，患者常感小便排泄不畅，尿线细，淋滴不尽，夜尿增多，常伴有少腹胀坠疼痛，体胖腹大，自服消炎、补肾等药物时有改善，但停药即复发，经医院检查诊断为前列腺炎。刻下症：尿频、尿急、尿无力、尿等待、尿痛，双侧少腹刺痛，阴囊潮湿，大便不成形，舌苔黄滑腻，脉滑数。既往有胆囊炎、脂肪肝。

辨证：湿热郁阻，肾阳亏虚，气化不利。

治法：清热利湿，益肾补虚，通阳化气。

处方：肉桂 2g，黄柏 5g，知母 5g，生薏苡仁 4g，制附子 3g（先煎），败酱草 7g，土茯苓 7g，红藤 7g，淫羊藿 5g，韭子 5g，蛇床子 5g，九香虫 5g，刺猬皮 5g，雄蚕蛾 5g，小茴香 4g，乌药 3g，荔枝核 4g。7 剂，水煎服，每日 1 剂。

2008 年 12 月 25 日二诊：患者服药后尿频、尿急、尿无力、尿等待、尿痛均有所缓解，少腹刺痛，阴囊潮湿，舌苔黄腻。初诊方加绵草薢 7g。14 剂，水煎服，每日 1 剂。

2009 年 1 月 10 日三诊：患者服药后尿频、尿急、尿无力、尿等待、尿痛已无，少腹部刺痛隐隐，阴囊潮湿。继予二诊方 14 剂，水煎服，每日 1 剂。

2009 年 1 月 24 日四诊：患者阴囊潮湿已除，余无明显不适。继予二诊方 14 剂，水煎服，每日 1 剂。

按： 朱老师认为，该患者病本在于肾虚失于气化，使小便频数或不利、尿无力、尿等待；病标为湿热下注，使小便淋漓涩痛不畅。因此，治疗本病既要温振肾阳恢复气化，又要清理下焦湿热，在方药运用方面，寒热并用，寒而不凝，热而不燥，全方攻补兼施、补泻有度，收效满意。

例 2：白某，男，73 岁，2007 年 5 月 14 日初诊。

主诉：尿频、尿急 5 年余，加重 1 个月。

现病史：患者自述 2002 年脑出血后患尿频、尿急至今，夜间小便频数，在内蒙古自治区人民医院检查提示前列腺肥大，曾服用普乐安片等药物均未能改善症状。刻下症：尿频、尿急，起夜 4～5 次，全身疲乏，身体活动稍有不便，畏寒怕冷，纳少，大便不成形，舌胖大、苔白、脉沉滑。

辨证：脾肾两虚，气化不利，湿热下注。

治法：补益脾肾，清利下焦，散结通关。

处方：黄芪 15g，党参 10g，炒白术 7g，当归 7g，柴胡 5g，升麻 5g，枳实 10g，肉桂 2g，黄柏 5g，知母 5g，生薏苡仁 4g，制附子 3g，败酱草 7g，土茯苓 7g，红藤 7g，淫羊藿 5g，韭子 5g，蛇床子 5g，小茴香 4g，荔枝核 4g，乌药 3g，益智仁 4g，覆盆子 4g，桑螵蛸 4g，莪术 5g，山慈菇 5g，夏枯草 7g，甘草 2g。7 剂，水煎服，每日 1 剂。

患者以上方连续服用 30 剂，尿频、尿急和起夜症状均好转，现每晚起 1～2 次，全身乏力症状较前明显改善，嘱其自购补中益气丸巩固治疗。

按：朱老师认为，老年人中气不足，易导致升清降浊失司，则"溲便为之变"。正气亏损日久，气虚则血行不利，而致痰瘀阻滞脉络，阻塞于尿道膀胱，日久前列腺组织增生肥大，引起排尿困难，证属本虚标实、虚实夹杂。因此，应当标本兼治、补虚泻实。方中用补中益气汤补益人体的中气，气化则湿瘀易化；佐以滋肾通关丸温肾通利；薏苡附子败酱散加土茯苓、红藤去除体内湿热；淫羊藿、韭子、蛇床子温补肾阳；小茴香、荔枝核、乌药理气；益智仁、覆盆子、桑螵蛸暖肾固涩；前列腺增生肥大，久病多瘀毒，故加莪术、山慈菇、夏枯草破血消瘀解毒、散结消肿。

例 3：韩某，男，55 岁，2007 年 1 月 6 日初诊。

主诉：尿频、小腹下坠 3 年余，加重 1 个月。

现病史：患者尿频、小腹下坠感 3 年余，近 1 个月以来，尿频、小腹下坠加重。刻下症：尿频，白天 10 余次，夜间 4～5 次，小腹胀坠不适，大便每日 4～5 次，不成形，伴有手麻，头晕，身热、汗出，心烦，腿软。舌淡白、苔腻，脉弦涩无力。2007 年 1 月 4 日 CT 示：双肾多发囊肿。B 超示：前列腺中度增生伴癌化；双肾皮质多发囊肿伴癌化，左肾小结石；膀胱输尿管结石。

辨证：下焦阳衰，气滞血瘀，膀胱气化不固。

治法：温肾通关，行气活血，缩泉固脬。

处方：肉桂 2g，黄柏 5g，知母 5g，薏苡仁 4g，制附子 3g（先煎），败酱草 7g，土茯苓 7g，苦参 7g，淫羊藿 5g，韭子 5g，蛇床子 5g，九香虫 5g，刺猬皮 5g，雄蚕蛾 5g，益智仁 4g，覆盆子 4g，桑螵蛸 4g，小茴香 4g，荔枝核 4g，乌药 3g。14 剂，水煎服，每日 1 剂。颈椎Ⅰ号 80g，每次 30 粒，每日 3 次。

2007 年 1 月 20 日二诊：服药后患者尿频、小腹下坠感明显减轻，小便白天 4～5 次、夜间 1～2 次。手麻、头晕缓解。身热，心烦，早晨出汗多，腿软，大便仍每天 4～5 次，不成形，泡沫状，舌质淡，脉濡细。治法：调补阴阳，清心除烦，潜镇止汗。改予二仙汤加减，处方：仙茅 5g，淫羊藿 5g，巴戟天 5g，当归 4g，黄柏 4g，知母 4g，五味子 4g，磁石 5g（先煎），栀子 5g，莲子心 3g，浮小麦 7g，麻黄根 3g，煅龙骨、煅牡蛎各 7g（先煎），炒酸枣仁 4g（打碎）。14 剂，水煎服，每日 1 剂。颈椎Ⅰ号 80g，每次 30 粒，每日 3 次。

2007 年 2 月 3 日三诊：服药后患者神疲乏力、早晨烘热汗出、心烦等症状消失，大便不成形、每日 2 次，舌质淡，脉濡细。处方：仙茅 5g，淫羊藿 5g，巴戟天 5g，当归 4g，黄柏 4g，知母 4g，五味子 4g，磁石 5g（先煎），九香虫 5g，刺猬皮 5g，雄蚕蛾 5g，栀子 5g，莲子心 3g，黄连 3g，炒酸枣仁 4g，浮小麦 7g，麻黄根 3g，煅龙骨、煅牡蛎各 7g（先煎），珍珠母 7g（先煎），石决明 7g（先煎），琥珀 4g（先煎）。21 剂，水煎服。颈椎Ⅰ号 80g，每次 30 粒，每日 3 次。

2007 年 2 月 24 日四诊：服前方后，患者大便逐渐转实，其余诸症消失，患者自觉体力精力转旺，继予前方加减，间断服至 2007 年 6 月 24 日，患者一般情况良好，将汤药改制成丸剂，以资巩固。后随访患者自服药后 2

年病情稳定，未见复发和转移现象。

按：朱老师认为，本病系因患者嗜欲过度，致肾阳亏虚、下焦气化不利，加之平素嗜食肥甘酿生湿热，并且开车久坐，局部气血瘀滞，湿热蕴结膀胱，从而出现上述症状。治宜温补肾阳，清利膀胱湿热，活血通络。方中黄柏、知母、生薏苡仁、败酱草、土茯苓、苦参清热利湿、解毒化浊；淫羊藿、韭子、蛇床子、九香虫、刺猬皮、雄蚕蛾、肉桂、制附子温阳补肾；小茴香、乌药、荔枝核温补下焦，理气止痛。全方诸药温通下焦阳气，清利湿热，兼以活血通络。配合使用颈椎Ⅰ号，温督活血治疗手麻、眩晕症状。二诊时心烦、汗出等阴阳两虚证候明显，故改予二仙汤调和阴阳，佐以清心除烦、潜镇收敛之品，收到较好疗效。

例4：李某，男，56岁，2007年10月8日初诊。

主诉：阳痿6年余。

病史：患者6年前出现阳痿、早泄症状，自觉是由工作疲劳导致，经饮食、锻炼调整未见明显改善。刻下症：阳痿早泄，形体消瘦，头晕乏力，腰膝酸痛，夜眠多梦，面色晦暗，尿急、尿频、尿无力，舌胖齿痕、苔白，尺脉虚弱无力。

辨证：肾阳不足，命门火衰，下焦湿瘀阻滞。

治法：温补肾阳，清化湿热，理气化瘀。

处方：肉桂2g，黄柏5g，知母5g，生薏苡仁4g，制附子3g（先煎），败酱草7g，土茯苓7g，红藤7g，淫羊藿5g，韭子5g，蛇床子5g，九香虫5g，刺猬皮5g，雄蚕蛾5g，小茴香4g，荔枝核4g，乌药3g，桃仁、红花各5g，川芎5g，蜈蚣胶囊2粒，土鳖虫胶囊4粒。7剂，水煎服，每日1剂。

2007年10月15日二诊：患者服药后精神转佳，小便次数减少。守初诊方继服14剂，水煎服，每日1剂。

2007年10月29日三诊：患者寐安梦少，腰膝不痛，小便有力，阳事已兴。守初诊方继服30剂，水煎服，每日1剂。

按：朱老师认为，患者阳痿系由于禀赋素弱、工作劳累、起居失常而致，下焦生阳不足，气化不利，故而尿急、尿频、尿无力。"精不足者，补之以味""善补阳者，必阴中求阳，则阳得阴助而生化无穷"。选用通关止淋方异病同治。方中黄柏、知母泻火坚阴；肉桂、制附子温补真阳；败酱草、生薏苡仁、土茯苓、红藤清利湿热；淫羊藿、韭子、蛇床子、九香虫、刺猬皮、雄蚕蛾温阳补肾；小茴香、荔枝核、乌药疏肝理气；桃仁、红花、土鳖虫、川芎活血通络；蜈蚣通络活血为治疗阳痿专药。全方既能强肾助阳，又可祛湿活血，恢复下焦气化，收到较好效果。

二十二、乳癖散结方

【组成】柴胡5g，香附4g，川楝子3g，青皮3g，橘叶3g，黄芩5g，龙胆草3g，夏枯草7g，三棱5g，莪术5g，生牡蛎7g（先煎），王不留行5g，路路通5g。

【功效】疏肝理气，活血化痰，消癖散结。

【主治】乳腺增生、乳腺癌。症见胸痛胸胀，月经前期加重，乳房结块，或结硬如石等，舌瘀暗、苔白或白腻，脉弦涩。

【方解】

晋代葛洪的《肘后备急方·治痈疽妬乳诸毒肿方》中详细描述了类似乳腺癌之症状，如"若恶核肿块结不肯散""石痈结肿坚如石，或如大核，色不变，或做石痈不消""若发肿至坚而有根者，名曰石痈"等。依据临床表现，乳腺癌多属于中医学"乳岩""石奶""乳癖""乳癌"等范畴。元代朱震亨的《格致余论》曰："忧怒抑郁，朝夕积累，脾气消沮，肝气积逆，遂成隐核……名曰乳岩。"《丹溪心法》指出："凡人身上、中、下有块者，多是痰。"隋代巢元方的《诸病源候论·石痈候》提到："有下于乳者，其经虚，为风寒气客之，则血涩结……无大热，但结核如石。"朱老师认为，以上认识指出乳腺癌形成的原因与肝气郁滞、痰结、血瘀有着密切关系，故应采用疏肝理气、活血化痰散结之法进行治疗。方中香附、川楝子、青皮、橘叶、柴胡疏肝理气，气行血行；黄芩、龙胆草、夏枯清肝火、散郁结；三棱、莪术活血消癥散结；生牡蛎软坚散结；王不留行入肝经，行气活血、通络止痛；路路通能通行十二经脉，配合王不留行疏通乳络，散结消癖。

【加减】

癌变者，加山慈菇 5g、半枝莲 7g，活血散结解毒。

【验案举隅】

王某，78 岁，男，2007 年 4 月 13 日初诊。

主诉：右侧胸部肿胀疼痛半年余，加重 1 周。

现病史：患者半年前因冠心病心绞痛发作胸部闷痛憋气，同时伴有胸部轻度肿胀，曾在医院静脉滴注丹参、红花等注射液，胸痛缓解。但半年来时有反复，现右侧乳房胀痛明显而就诊于当地医院，B 超检查示：右乳发育伴多发实性结节伴钙化，右腋下肿大淋巴结伴钙化，乳房恶性占位不除外。因畏惧手术治疗，而求治于中医。刻下症：右侧胸部肿胀疼痛，心烦易怒，口干口苦，目赤便黄，舌质红、苔黄燥，脉弦数。

辨证：肝郁化火，气滞血瘀，痰瘀互结。

治法：疏肝清热，活血散结，解毒抗癌。

处方：柴胡 5g，香附 4g，川楝子 3g，青皮 3g，橘叶 3g，黄芩 5g，龙胆草 3g，夏枯草 7g，三棱 5g，莪术 5g，山慈菇 5g，半枝莲 7g，生牡蛎 7g（先煎），王不留行 5g，路路通 5g。14 剂，水煎服，每日 1 剂。

2007 年 4 月 27 日二诊：服药后，患者右侧胸部感觉较舒，右乳肿尚无变化，指下可触及不规则硬结数枚。舌红、苔黄，脉弦数。继予初诊方。14 剂，水煎服，每日 1 剂。

2007 年 5 月 11 日三诊：患者情绪平稳，心情已不急躁，右乳肿胀消散，触摸稍有疼痛，指下不规则硬结稍软，较前症状缓解。舌红、苔薄，脉弦。处方：柴胡 7g，香附 4g，川楝子 3g，青皮 3g，橘叶 3g，黄芩 7g，龙胆草 7g，夏枯草 7g，三棱 5g，莪术 5g，山慈菇 5g，半枝莲 7g，生牡蛎 7g（先煎），海蛤壳 7g（先煎），珍珠母 7g（先煎），王不留行 5g，路路通 5g。21 剂，水煎服，每日 1 剂。

上方连续服用 3 周，患者一般情况改善，继予上方服用 1 个月，复查胸部结节明显缩小，腋窝部淋巴结肿大消失。后随访患者 2 年，此病未再发作。

按：患者右侧胸部肿胀疼痛，伴有心烦易怒、口干口苦、目赤便黄，肝气不舒、气郁化火证候明显，火郁于内，煎熬津液成痰，痰瘀阻滞而发为乳腺异常增生。方中柴胡、香附、川楝子疏肝理气，青皮、橘叶、龙胆草、夏枯草清肝火、散郁结，三棱、莪术、山慈菇、半枝莲活血解毒、化痰散结，王不留行、路路通活血通络，生牡蛎、珍珠母、海蛤壳化痰散结。经治疗后，痰瘀气滞好转，病情向愈。

二十三、二仙延更方

【组成】仙茅5g，淫羊藿5g，巴戟天5g，当归4g，黄柏4g，知母4g，五味子4g，磁石5g（先煎），浮小麦20g，甘草10g。

【功效】温肾降火，调补阴阳，交通心肾。

【主治】绝经前后诸症。症见潮热汗出，面部烘热，自汗盗汗，汗出畏寒，心悸，失眠多梦，精神焦虑烦躁，月经紊乱等。

【方解】

绝经前后诸症又称经断前后诸症，现代医学称围绝经期综合征或更年期综合征。《素问·上古天真论》曰："女子七岁肾气盛，齿更发长；二七而天癸至，任脉通，太冲脉盛，月事以时下，故有子……七七任脉虚，太冲脉衰少，天癸竭，地道不通，故形坏而无子也。"妇女在绝经前后，肾气渐竭，冲任二脉虚衰，月经将断而至绝经，围绕月经紊乱或绝经出现明显不适的证候。《景岳全书·妇人规》指出："妇人于四旬外，经期将断之年，多有渐见阻隔，经期不至者。当此之际，最宜防察。"朱老师认为，肾虚是绝经前后诸症形成的主要病因、病机。"肾为先天之本""元气之极""水火之宅"，真阴真阳之所在，妇女绝经前后，冲任二脉虚衰，肾气渐衰，肾阴阳失调；肾藏元阴元阳，阴损及阳，或阳损及阴，致肾阴阳俱虚，诸症丛生。因此当调整阴阳、补偏救弊，促使阴平阳秘，恢复肾中阴阳的相对平衡。对于绝经前后阴阳两虚的基本病机，取二仙汤加味治疗。二仙汤为上海名医张伯讷之经验方，该方集寒热补泻于一体，寒温并用，补泻兼施，"温而不燥""刚柔相济"，组方体现"阴中求阳""阳中求阴"之古训，最为适宜本病。方中仙茅、淫羊藿、巴戟天温补肾阳；黄柏、知母滋肾阴，泻肾火；当归养血补血。在此方基础上佐以浮小麦、甘草养心安神，和中缓急；五味子、磁石敛降虚火，引诸补肾药入肾经，交通心肾。诸药配合可达阴阳双补、心肾并调之效。

【加减】

1. 多汗、惊悸、多梦者，加麻黄根 3g、煅龙骨 7g（先煎）、煅牡蛎 7g（先煎）。

2. 眩晕、烦躁易怒、精神亢奋者，加石决明 7g（先煎）、珍珠母 7g（先煎）。

3. 五心烦热、口干内热较重者，加熟地黄 4g、白芍 4g、女贞子 4g、墨旱莲 4g。

4. 精神忧郁，烦躁抑郁相兼者，加白矾 0.5g、郁金 3g。

5. 心烦不寐者，加栀子 5g、莲子心 3g、炒酸枣仁 8g（打碎）。

【验案举隅】

例 1：曹某，女，48 岁，2000 年 1 月 5 日初诊。

主诉：多汗，烘热 6 个月余。

现病史：患者 6 个月前因心情不畅，出现面部烘热有时，汗出，两颧发红，心烦易怒，月经不调。刻下症：面潮热，两颧发红，全身烘热汗出，心烦易怒，月经不调，多梦，耳鸣，舌红、少苔，脉细数。

辨证：肝肾亏虚，阳浮阴弱。

治法：滋肾养肝，调补阴阳，降火宁神。

处方：仙茅 5g，淫羊藿 5g，巴戟天 5g，当归 4g，黄柏 4g，知母 4g，五味子 4g，磁石 5g（先煎），熟地黄 4g，白芍 4g，女贞子 4g，墨旱莲 4g，煅龙骨 7g（先煎），煅牡蛎 7g（先煎）。7 剂，水煎服，每日 1 剂。

2000 年 1 月 12 日二诊：患者烘热症状减轻，汗出减少，睡眠较前安稳，心烦减，舌红，脉数。继服前方 14 剂，水煎服，每日 1 剂。

2000 年 1 月 28 日三诊：20 日患者月经来潮，全身症状明显好转，心情舒畅，舌红，脉弦细。嘱其停药一两日后，继服初诊方至下次月经来潮。

按：本患者临床阴虚症状较明显，故加二至丸补益肝肾，熟地黄、白芍、五味子滋养肝肾，煅龙牡、磁石重镇潜阳安神，则虚火得以潜降。

例 2：崔某，女，52 岁，于 2009 年 11 月 24 日就诊。

主诉：晨起汗出伴心烦 1 年，加重 3 周。

现病史：患者 1 年前无明显诱因出现晨起汗出伴心烦，半小时后自行缓解，未予重视，3 周前症状加重。当地医院各项检查无明显异常。刻下症：晨起汗出较多，甚则汗出如珠，潮热，颧红，心烦明显，口渴，余无不适。舌质红、少苔，脉细数。

辨证：肾阳不足，阴虚火旺。

治法：补肾助阳，滋阴降火，固表止汗。

处方：仙茅 5g，淫羊藿 5g，当归 4g，黄柏 4g，知母 4g，五味子 4g，磁石 5g（先煎），浮小麦 7g，麻黄根 3g，煅龙骨 7g（先煎），煅牡蛎 7g（先煎），陈皮 5g。7 剂，水煎服，每日 1 剂。

2009 年 12 月 1 日二诊：患者晨起汗出如珠、口渴等症减轻，仍偶有心烦，时有潮热、颧红。守初诊方，7 剂，水煎服，每日 1 剂。

2009 年 12 月 22 日三诊：患者述前几日因行阑尾切除术后，晨起汗出如珠再次加重，五心烦热明显。舌质红，舌少苔，脉细数。考虑患者急性肠痈手术后，气血损伤，加重了阴虚，火旺更甚，故症状再次加重。二诊方加栀子 5g、连翘 3g，以清热泻火解毒。7 剂，水煎服，每日 1 剂。

2009 年 12 月 30 日四诊：晨起汗出明显减轻，心烦好转，余症消失。舌质淡红，舌苔薄，脉弦细。服初诊方。30 剂，水煎服，每日 1 剂。

按：本案是更年期植物神经功能紊乱引起的汗出过多，属于中医"汗证"范畴。清代叶天士《临证指南医案·汗》谓："阳虚自汗，治宜补气以卫外；阴虚盗汗，治当补阴以营内"。方中仙茅、淫羊藿、当归、黄柏、知母温肾阳，补肾精，泻肾火；加五味子滋肾、生津、收汗；磁石养肾益精、镇静安心神；浮小麦、麻黄根、煅龙骨、煅牡蛎固表止汗；陈皮行气和胃，既可护胃，又可防止气郁化火。共奏补肾滋阴泻火、固表止汗之功。

例 3：黄某某，女，48 岁。2000 年 8 月 11 日初诊。

主诉：烘热汗出半年，加重 2 个月。

现病史：患者近半年来月经紊乱，量多或少；乍寒乍热，汗出，烦躁易怒，难以入睡。因平日脾胃不好，对上述诸症未引起重视，遂未进行系统诊治。近两个月以来，上症加重，且乏力明显，易怒。故来朱老师处诊治。查子宫大小正常，腹部柔软，无压痛。刻下症：月经紊乱，量多或少，烘热汗出，乏力，烦躁易怒，失眠，健忘。舌淡、苔薄，脉沉细。

辨证：肾阴阳俱虚，阴虚火旺，心神不宁。

治法：调补阴阳，清心安神，益心止汗。

处方：仙茅 5g，淫羊藿 5g，巴戟天 5g，当归 4g，黄柏 4g，知母 4g，浮小麦 20g，甘草 10g，炒酸枣仁 8g（打碎），郁金 3g，白矾 0.5g，栀子 5g，莲子心 3g。7 剂，水煎服，每日 1 剂。

2000 年 6 月 2 日二诊：服药后，患者烦躁略有缓解，他症如旧，精神欠佳，腹胀便干，舌淡、苔薄，脉沉细。初诊方减浮小麦、甘草、栀子，加熟地黄 6g，生龙骨 7g（先煎），生牡蛎 7g（先煎），石决明 7g（先煎），珍珠母 7g（先煎），火麻仁 4g。7 剂，水煎服，每日 1 剂。

2000 年 6 月 9 日三诊：患者服药后，精神亢奋、躁扰不宁减轻，烘热汗出现象减少，睡眠改善，腹胀便干减轻，语声高亢，舌质淡、苔薄，脉沉细。二诊方加枸杞子 4g，栀子 5g，7 剂，水煎服，每日 1 剂。

按：朱老师认为，患者症状虽较繁杂，但冲任失调、肾阴阳俱虚为其本。方中仙茅、淫羊藿、巴戟天温补肾阳；黄柏、知母滋肾坚阴；当归养血补血；浮小麦、甘草、炒酸枣仁养心安神，和中缓急；白矾、莲子心清心除烦；郁金行气解郁。二诊患者烦躁略有缓解，他症如旧，故减浮小麦、甘草、栀子，加熟地黄补血养阴，生龙骨、生牡蛎滋阴潜阳敛汗，石决明、珍珠母平肝潜阳，火麻仁补虚润肠通便。三诊时患者精神亢奋、躁扰不宁较前减轻，烘热汗出现象减少，睡眠改善，腹胀便干减轻，故予二诊方加枸杞子滋补肝肾之阴，栀子增强清心除烦之功。

二十四、化浊宁坤汤

【组成】生薏苡仁 5g，制附子 4g（先煎），败酱草 7g，土茯苓 7g，红藤 7g，淫羊藿 5g，韭子 5g，蛇床子 5g，乌贼骨 5g，椿根皮 5g，鸡冠花 5g，小茴香 4g，荔枝核 4g，乌药 3g。

【功效】健脾益肾，温经散寒，疏肝活血。

【主治】妇科炎症，包含阴道炎、宫颈炎、子宫内膜炎、盆腔炎、附件炎等。症见带下增多，或浊或腥臭，色黄或白，甚则五色兼有。或伴有月经失调、外阴瘙痒、灼热或疼痛，下腹痛，或少腹疼痛，伴有腰骶坠胀，或伴有精神不振、周身不适、失眠等神经衰弱症状等。

【方解】

朱老师根据妇科炎症临床特征，将其归于中医"带下病"范畴。傅青主有"夫带下一病，俱是湿证"之说，其根本在于肝、脾、肾功能失调、气化不利所成。湿邪内生，伤及任带二脉，使任脉不固，带脉失约，进而出现一系列以气滞、湿浊、瘀血内停的证候。因此，本病可继发或导致多种妇科疾病，如崩漏、痛经、不孕、卵巢囊肿、子宫肌瘤等。朱老师认为，治疗妇科炎症及其并发症应本于恢复下焦气化、推陈出新的基本原则。方选《金匮要略》中治肠痈腹痛之薏苡附子败酱散加减，取其善入下焦，寒热并用，祛腐生新。在此方基础上，加用温肾散寒、健脾除湿、疏肝理气活血之品，用于治疗妇科炎症，以及妇科炎症所导致的如月经不调、妇科肿瘤等多种疾病，体现了中医异病同治的诊疗策略。方中薏苡仁健脾除湿；制附子温补脾肾；败酱草清热利湿，祛瘀止痛；加淫羊藿、韭子、蛇床子温助肾阳散寒湿，且蛇床子兼具燥湿杀虫止痒之功；土茯苓、红藤解毒渗湿、清利下焦；乌贼骨、椿根皮、鸡冠花燥湿化浊、活血止血，并可止带杀虫；小茴香、荔枝核、乌药疏肝行气止痛，温肾散寒，助阳化气。全方共奏健脾益肾、温经散寒、疏肝活血之效。

【加减】

1. 外阴瘙痒者，加入藿香 5g、黄精 5g、地肤子 5g，解毒祛湿止痒。

2. 带下量多、清稀者，加入扁豆 4g、山药 4g、芡实 4g，健脾益肾，化湿止带。

3. 月经后期、经闭痛经者，加入川楝子 3g、香附 7g、青皮 3g、桃仁 5g、红花 5g、泽兰 5g、益母草 5g，理气行滞，活血通经。

4. 月经量过多者，加入茜草 5g、仙鹤草 7g、墨旱莲 4g、藕节 4g，活血祛瘀止血。

5. 妇科肿瘤，参入桂枝茯苓丸，加桂枝 7g、赤芍 7g、牡丹皮 7g，或加三棱 5g、莪术 5g、山慈菇 5g、夏枯草 7g、生牡蛎 7g（先煎），破血消癥，化痰散结。

6. 腰冷痛沉重者，参入甘姜苓术汤，加甘草 4g、干姜 7g、茯苓 7g、炒白术 7g。

7. 小腹冷痛者，加吴茱萸 6g、荜茇 6g，增强温通散寒之效。

【验案举隅】

例 1：王某，女，29 岁，2008 年 2 月 2 日初诊。

主诉：经间期出血 3 个月余。

现病史：患者自述经间期阴道出血 3 个月，期间曾到妇幼保健医院检查，进行诊断性刮宫，确诊为功能失调性子宫出血、子宫肌瘤。患者 14 岁月经初潮，月经周期 8/25 天。婚后曾怀孕但人为终止，后一直未孕，最近半年准备怀孕，故求诊于中医。刻下症：月经间期阴道出血 3 个月，持续 1 周，经期提前，经量少、有血块、带下量多，阴痒，少腹痛，腰酸，心悸，乏力，纳少，寐可，二便正常，舌质淡红、苔薄白，脉沉细。

辨证：脾肾阳虚，湿浊酿毒，气血瘀滞。

治法：温肾健脾，化浊解毒，祛湿止带，消癥散结。

处方：生薏苡仁 4g，制附子 3g（先煎），败酱草 7g，土茯苓 7g，鸡血藤 7g，淫羊藿 5g，韭子 5g，蛇床子 5g，山药 4g，扁豆 4g，芡实 4g，乌贼骨 5g，椿根皮 5g，鸡冠花 5g，藿香 5g，黄精 5g，地肤子 5g，莪术 5g，山慈菇 5g，半枝莲 7g，鱼腥草 7g，仙鹤草 7g。21 剂，水煎服，每日 1 剂。

2008 年 2 月 23 日二诊：患者服药后经间期出血止，小腹胀痛，带下色黄量多。初诊方加香附 7g，川楝子 3g，青皮 3g，泽兰 5g，益母草 5g。21 剂，水煎服，每日 1 剂。

2008 年 3 月 15 日三诊：患者经期恢复正常，带下基本好转，余症皆除。继予二诊方 21 剂，水煎服，每日 1 剂。

按：中医认为脏腑冲任亏虚是导致功能失调性子宫出血的重要原因，其中尤其是脾肾，肾虚失藏、脾不统血，经血失调而成。明代李梴的《医学入门·崩漏》云："有因膏粱厚味，以致脾湿下流于肾，与相火合为湿热，迫经下漏……有因饮食失节，火乘脾胃下陷……经水不时暴至，或适来适断。"说明湿浊下注也是导致崩漏的重要原因。而朱老师认为，此类湿浊常与脾肾阳虚同现，而且湿浊盛与脾肾虚，互为因果，常复合致病。就本患者而言，生殖系统的炎症是导致其崩漏发病的主要原因，因此应当重视其白带异常、阴痒等湿浊下注的表现。方中选用制附子、淫羊藿、韭子、蛇床子、山药温补脾肾，黄精阴中求阳之意；仙鹤草补虚固摄、收敛止血；生薏苡仁、败酱草、土茯苓、鸡血藤、藿香、鱼腥草祛下焦湿浊，地肤子祛湿止阴痒；扁豆、芡实、乌贼骨、椿根皮、鸡冠花健脾收涩、止带止血；莪术、山慈菇、半枝莲化瘀散结，活血止血。二诊时小腹胀痛，多与肝经气滞有关，故加香附、川楝子、青皮疏肝行气，泽兰、益母草活血止痛。

例 2： 王某某，女，21 岁，2009 年 6 月 24 日就诊。

主诉：腹中癥块，伴月经量少，或经期延后。

现病史：患者述 2008 年初无明显诱因出现月经紊乱，月经量明显减少，或衍期不至，或拖延不尽，有时腰痛，小腹疼痛，白带不多。2008 年 9 月在当地医院诊断为"多囊卵巢综合症"，给予黄体酮治疗效果不显，仍月经紊乱，愿服中药治疗。刻下症：面部痤疮较多，油脂分泌多，现值月经期，经量少，时小腹疼痛，白带不多，情绪不宁，头晕、头闷，有时颈项痛，纳食一般，二便可。舌淡暗、苔白腻，脉弦细滑。理化检查：2009 年 6 月 B 超示：双侧多囊卵巢，盆腔积液（12mm×18mm），促黄体生成素 12.0↑mIU/mL，睾酮 2.98↑nmol/L。

辨证：脾肾阳虚，湿浊内停，气血瘀滞。

治法：温肾健脾，利湿化浊，理气活血止血。

处方：生薏苡仁 4g，制附子 3g（先煎），败酱草 7g，土茯苓 7g，红藤 7g，淫羊藿 5g，韭子 5g，蛇床子 5g，乌贼骨 5g，椿根皮 5g，鸡冠花 5g，小茴香 4g，荔枝核 4g，乌药 3g，香附 7g，川楝子 3g，青皮 3g，桃仁 5g，红花 5g，泽兰 5g，仙鹤草 7g，墨旱莲 7g。30 剂，水煎服，每日 1 剂。

2009 年 12 月 25 日二诊：患者以上方加减服药 5 个月，现小腹痛已除，本次月经基本正常，前日因感冒服药后出现胃痛，咳嗽，稍有痰，纳食一般，二便调，精神较前好转，面部痤疮减少。舌淡暗、苔白腻，脉弦细滑。初诊方减仙鹤草、墨旱莲。30 剂，水煎服，每日 1 剂。

2010 年 3 月 1 日三诊：患者服用上方近 4 个月，检查睾酮水平下降，本月未用黄体酮，月经已按时来潮，但仍经量少，经间期白带量多，色灰白，阴痒，余不适未述。舌淡暗、苔白腻，脉弦细略滑。初诊方加熟地黄 6g，当归 6g，藿香 5g，黄精 5g，地肤子 5g。7 剂，水煎服，每日 1 剂。

按： 多囊卵巢综合症是一种卵巢增大并含有很多充满液体的小囊，雄激素水平增高，不能排卵的内分泌疾病，以慢性无排卵、闭经或月经稀发、不孕、肥胖、多毛为临床特征的综合症候群，并且可导致不孕。多见青春期年女性，目前主要采用激素、手术治疗为主，为临床难治性疾病。朱老师认为，卵巢附于子宫，居于下焦，泻而不藏，为奇恒之府。下焦阳气不振，蒸化不足则卵巢卵泡发育不能成熟，肝脾气化不利则痰瘀内生，日久导致阴阳失衡，内分泌紊乱。治疗应当促下焦气化，温肾健脾疏肝，理气活血，解毒化湿。

例3： 罗某某，女，25岁，于2008年12月9日就诊。

主诉： 下腹部坠胀疼痛3个月余，伴白带增多。

现病史： 患者于半年前出现月经延后，伴月经量少，下腹部疼痛，病情逐渐加重，在内蒙古自治区中蒙医院B超及妇科检查提示："盆腔积液，宫颈糜烂"，门诊给予中药（具体药物不详）后，症状缓解。近日病情反复加重，求朱老师诊治。刻下症：月经提前，量多，腰部冷痛坠胀、酸困不适，带下量多，色黄，伴乳房胀痛，小便清长。舌质暗红、苔薄黄，脉沉细数。理化检查：2008年11月2日B超示：盆腔积液，宫颈糜烂。

辨证： 脾肾阳虚，湿浊酿毒，气血郁结。

治法： 温肾健脾，清热利湿，疏肝活血。

处方： 生薏苡仁4g、制附子4g（先煎）、败酱草7g、土茯苓7g、鸡血藤7g、淫羊藿5g、韭子5g、蛇床子5g、乌贼骨5g、椿根皮5g、鸡冠花5g、小茴香6g、荔枝核6g、乌药5g、干姜7g、炒白术7g、茯苓7g、香附4g、川楝子3g、青皮3g、王不留行5g、路路通5g、甘草4g。7剂，水煎服，每日1剂。

2008年12月16日二诊：患者服药后白带量减少、色淡黄，仍有腰部冷痛坠胀，酸困不适，右侧乳房胀痛，并伴有肿块压痛，同初诊方。7剂，水煎服，每日1剂。

2008年12月23日三诊：患者服药后白带量减少、色淡黄，腰部冷痛坠胀减轻，右侧乳房压痛除。舌质暗红、苔薄黄，脉沉细。二诊方去香附、川楝子、青皮、王不留行、路路通，制附子剂量改为6g。7剂，水煎服，每日1剂。

按：朱老师认为，患者盆腔积液、宫颈糜烂伴发月经不调，应辨证为脾肾阳虚为本，寒凝血瘀、肝气郁结、郁而化热为标。因此治疗重点应重在恢复下焦气化，气化则湿瘀易化，气化则浊毒易解。治疗以化浊宁坤汤佐甘姜苓术汤，并配伍疏肝理气、活血通经之品。全方寒热补泻合用，清热利湿而不伤阳，温肾健脾而不温燥，疏肝活血而不伤正，渐消缓散，体现了小剂量药组应用的优势。

例4：吴某，女，37岁，1999年5月4日初诊。

主诉：子宫肌瘤3年余。

现病史：患者于3年前体检时，妇科B超示：子宫增大、多发肌瘤（浆膜下肌壁间腺肌瘤）；直肠子宫陷凹积液。患者自月经初潮就存在痛经，因疼痛尚可忍耐未进行治疗。近1年来月经来潮小腹部疼痛加重，且常白带异常。刻下症：时有少腹部疼痛，在来月经来潮前一两天加重，月经量偏少，经行3天，经色暗红有血块，伴有乳房胀痛，白带量稍多，心烦，怕冷，寐可，纳可，二便可，舌暗、苔白，脉沉弦。

辨证：阳虚湿盛，气滞血瘀。

治法：温阳散寒祛湿，活血化瘀散结。

处方：生薏苡仁4g，制附子3g（先煎），败酱草7g，土茯苓7g，苦参7g，淫羊藿5g，韭子5g，蛇床子5g，小茴香4g，荔枝核4g，乌药3g，莪术5g，山慈菇5g，生牡蛎7g（先煎）。7剂，水煎服，每日1剂。

2004年5月15日二诊：患者双侧少腹腹痛，月经末期有左腹痛，舌暗红、苔白，脉弦细。初诊方加桃仁、红花各5g。7剂，水煎服，每日1剂。

2004年5月22日三诊：服药后，患者左小腹痛减，带下量多、色黄，乳房胀痛，舌暗红、苔白，脉弦细。初诊方加路路通5g。14剂，水煎服，每日1剂。

2004年6月5日四诊：患者少腹痛续有减轻，带下减少，乳房胀痛，舌暗红、苔白，脉弦细。处方：生薏苡仁4g，制附子3g（先煎），败酱草7g，土茯苓7g，苦参7g，淫羊藿5g，韭子5g，蛇床子5g，小茴香4g，荔枝核4g，乌药3g，莲子4g，乌贼骨5g，椿根皮5g，鸡冠花5g，山慈菇

5g，路路通5g，莪术5g，生牡蛎7g（先煎）。30剂，水煎服，每日1剂。

2004年7月5日五诊：患者本次月经提前，行经七天，腹痛除，有血块，白带清稀，时有阴痒，舌暗红、苔白，脉弦细。处方：生薏苡仁4g，制附子3g（先煎），败酱草7g，土茯苓7g，苦参7g，淫羊藿5g，韭子5g，蛇床子5g，山药4g，白扁豆4g，芡实4g，乌贼骨5g，椿根皮5g，鸡冠花5g，地肤子5g，藿香5g，小茴香4g，荔枝核4g，乌药3g，香附7g。30剂，水煎服，每日1剂。

2004年8月5日六诊：患者腹痛、带下等症状皆除，时有阴痒，舌暗红、苔白，脉弦细。处方：生薏苡仁4g，制附子3g，败酱草7g，土茯苓7g，苦参7g，淫羊藿5g，韭子5g，蛇床子5g，山药4g，扁豆4g，芡实4g，乌贼骨5g，椿根皮5g，鸡冠花5g，桂枝7g，牡丹皮5g，赤芍7g，地肤子5g，藿香5g，黄精5g，小茴香4g，荔枝核4g，乌药3g。7剂，研细末，炼蜜为丸，每丸9g，每日2次，每次1丸。

按：朱老师认为，子宫肌瘤主要是肝、脾、肾的功能紊乱，"寒气客于子门"，血得寒则凝，瘀血恶血凝结日久，反而酝酿生热，有寒气伤脾，则脾运失健，湿从内生，蕴久也可以化热。瘀血恶血凝聚，以留止，日益增大，故见腹部肿块、腹痛。故采用薏苡附子败酱散加味，以温阳散寒祛湿、活血化瘀散结。方中薏苡仁健脾除湿，制附子中温脾阳、下补肾阳，辅以薏苡仁淡渗分利，土茯苓、苦参解毒除湿，淫羊藿、韭子、蛇床子温补肾阳，小茴香、荔枝核、乌药行气止痛、温肾散寒，莪术、生牡蛎破血散结消癥，败酱草、山慈菇解毒散结，甘草调和药性。二诊时加桃仁、红花活血化瘀。三诊时见乳房痛，女子乳房属肝，故加路路通疏肝通络。四诊见带下色黄，加莲子、乌贼骨、椿根皮、鸡冠花化湿止带。五诊时白带色异常，加地肤子、藿香化湿止痒。六诊增入桂枝茯苓丸，并将剂型改为丸药，以图渐消缓散。

例5：赵某，女，34岁，2008年4月16日来初诊。

主诉：下腹部有结块伴疼痛3月余。

现病史：患者3个月前突然月经不至，伴有赤白带下，下腹胀满，就诊于社区医院，曾怀疑妇科炎症医以消炎药治之无效，妇科B超示：右侧卵巢可见 3.2cm×2.0cm、左侧卵巢可见 2.9cm×1.8cm 的囊性肿物，又以桂枝茯苓丸服之虽见减轻，但无明显减小。刻下症：闭经 3 个月余，带下赤白相间，下腹胀满疼痛，痛无定处，按之有结块，活动度好，口干不欲饮，面色晦暗，舌边有瘀点，脉沉弦涩。

辨证：阳虚湿盛，气滞血瘀。

治法：温阳散寒祛湿，理气化瘀散结。

处方：生薏苡仁 4g，制附子 3g（先煎），败酱草 7g，土茯苓 7g，鸡血藤 7g，淫羊藿 5g，韭子 5g，蛇床子 5g，香附 4g，川楝子 3g，青皮 3g，泽兰 5g，益母草 5g，桃仁 5g，红花 5g，川牛膝 5g，小茴香 4g，乌药 3g，荔枝核 4g。21 剂，水煎服，每日 1 剂。

2008 年 5 月 6 日二诊：患者服药后白带减少，月水来潮，但量少伴黑色血块，腹痛减轻，舌红、苔白，脉细涩。继予初诊方 21 剂，水煎服，每日 1 剂。

2008 年 5 月 27 日三诊：患者腹痛续有减轻，经量较前诊多，黑色血块已无，舌红、苔白，脉细。初诊方加乌贼骨 5g，鸡冠花 5g，椿根皮 5g。21 剂，水煎服，每日 1 剂。

2008 年 6 月 20 日四诊：患者症状基本消失，复查 B 超囊肿尽消。嘱继续服用前方 1 周巩固疗效。

按：朱老师认为，由于卵巢囊肿患者多伴有带下量多、颜色异常，这些均是阳虚湿盛、浊瘀不化的表现，故选用温阳散寒、祛湿消肿之薏苡附子败酱散加活血化瘀散结之品治疗。方中薏苡仁祛湿消肿，败酱草活血清热解毒；制附子、淫羊藿、韭子、蛇床子温补肾阳；香附、川楝子、青皮疏理肝气，开郁散结；桃仁、红花、川牛膝、泽兰、益母草活血化瘀；小茴香、乌药、荔枝核散寒行气止痛。三诊时诸症皆减轻，加乌贼骨、鸡冠花、椿根皮燥湿清热，活血解毒，敛湿止带。坚持服药 60 余剂，囊肿消失，诸症皆愈。

二十五、平肝制动汤

【组成】生地黄 4g，白芍 4g，女贞子 4g，墨旱莲 4g，川楝子 3g，青皮

3g，蝉蜕 5g，蛇蜕 5g，天麻 3g，钩藤 5g（后下），石决明 7g（先煎），珍珠母 7g（先煎）。

【功效】滋肾柔肝，疏肝潜阳，安神镇惊。

【主治】多发性抽动症。症见挤眉、眨眼、咧嘴、耸鼻、口角抽动、扭颈，以及肩部、上下肢，甚至是躯干的抽动，或兼有不自主清嗓发声或秽语。或伴有注意力不集中，强迫观念和动作，情绪和行为障碍等。

【方解】

多发性抽动症是儿童时期发生的神经精神发育障碍性疾病，又称"抽动障碍症""抽动—秽语综合征"等。临床表现为患儿表情肌、颈肌或肢体肌肉等单一或多部位肌群难以控制的反复、迅速、不规则的运动性抽动或发声性抽动。根据其发病机制与症状可归属于中医学"肝风""慢惊风""瘛疭""瞬目""筋惕肉瞤"等疾病范畴。朱老师认为，小儿多发性抽动症是以身体多组肌肉群的不自主抽动为主症，而且发作没有明显规律，时发时止，善发而数变，与《素问·至真要大论》"诸风掉眩，皆属于肝……诸暴强直，皆属于风"和《素问·五运行大论》中"风以动之"描述相符。提示本病病机主要系因肝气妄动而生风。明代万全《幼科发挥·五脏虚实补泻之法》阐释："盖肝乃少阳之气，儿之初生，如木方萌，乃少阳生长之气，以渐而壮，故有余也。"因此，小儿特殊的体质特征决定了肝气易动的病理基础。宋代钱乙在《小儿药证直诀·脉证治法·肝有风甚》中云："凡病或新或久，皆引肝风，风动而止于头目。目属肝，风入于目，上下左右如风吹，不轻不重，儿不能任，故目连眨也。"此处"风入于目"是指肝风内动之风，非为外风，指出本病病机为肝气动极而化风。同时，明代张景岳在《景岳全书·小儿则·论惊风证治》中论道："小儿之真阴未足，柔不济刚，故肝邪易动；肝邪动则木能生火，火能生风，风热相搏则血虚，血虚则筋急，筋急则为掉眩反张、搐搦强直之类，皆肝木之本病也。"点明在本病的病理进展过程中，虽以肝为病本，然而又可以影响到肾与脾。肝风久动，子盗母气，必然暗耗肾水，水亏则肝木更易亢急，二者互为因果。同时，肝木太过亦会乘克脾土，导致患儿消化不良、形体消瘦。如明代王肯堂在《证治准绳·慢惊》中云："水生肝木，木为风化，木克脾土，胃为脾之腑，故胃中有风，瘛疭渐生，其瘛疭症状，两肩微耸，两手下垂，时腹动摇不已，名为慢惊。"综上所述，朱老师认为，多发性抽动症多由患儿情绪不宁，化火伤阴，或素体肝肾阴虚，筋肉失养，经脉阻滞，肝阳偏亢，风阳上扰，心神受损而致。病位在肝，可以兼及肾脾。病性以风为主，可以兼有火、痰。

清代叶天士《临证指南医案·肝风》指出："故肝为风木之脏，因有相火内寄，体阴用阳，其性刚，主动主升，全赖肾水以涵之，血液以濡之，肺金清肃下降之令以平之，中宫敦阜之土气以培之，则刚劲之质得为柔和之体，遂其条达畅茂之性，何病之有？"既然"肝主风、主动"，本病治疗重点应立足于调肝，然而亦须适时兼顾肾、脾。因此，疏调肝之亢逆、潜阳镇惊以防化风为本病立法处方的重点，朱老师调肝一般从疏肝、柔肝、平肝等三个方面入手，柔肝法又重视滋水涵木，治其化源，令水源充足，母气充盈，肝木得养。根据以上认识，朱老师仿清代魏玉璜《续名医类案》"一贯煎"意，拟定治疗阴虚阳亢、肝气妄动的经验方平肝制动汤。此方基本上是以一贯煎、天麻钩藤饮、二至丸加减而成，方中生地黄、女贞子、墨旱莲补益肝肾、滋水涵木，佐以白芍养血柔肝，增强柔肝缓急解痉之力；川楝子、青皮疏肝理气，清肝解郁，条达肝气不使其抑扼，且配合滋阴柔肝药，令补而不滞腻碍胃；蝉蜕、蛇蜕凉肝疏风，透热除烦，兼可清肝定惊，利咽，退翳，缓解头面部抽动症状；天麻、钩藤润燥祛风，清火化痰，熄风止痉，缓解全身抽动症状；石决明、珍珠母镇逆凉肝，平肝潜阳，定惊安神，兼有明目以缓解眼睑瞬动之功。全方以滋阴疏肝为大法，佐以清肝、凉肝、平肝，令肝木条达、风熄火降，抽动自止。

朱老师提示，该病病程较长，应该坚持长期治疗，腥膻发物及辛辣刺激食品应予忌口，并应经常注意患儿的心理辅导，使其情绪稳定，过于兴奋或者刺激的文体活动应该避免，同时在学习和生活上应该多予以鼓励，不使肝气抑郁，配合药物调理才能逐步完全控制病情，最后得以痊愈。

【加减】

1. 患儿咽部症状明显，可加玄参 3g、麦冬 3g、僵蚕 3g、诃子 3g、桔梗 3g、甘草 2g。

2. 鼻部抽动明显者，加细辛 1g、辛夷 3g（包煎）、露蜂房 3g、白芷 2g。

3. 眨眼明显者，加谷精草 3g、白菊花 3g、木贼 3g。

4. 扭颈明显者，加葛根 5g、桂枝 3g、威灵仙 3g。

5. 眠不实、健忘者，可合入孔圣枕中丹（石菖蒲 3g、远志 3g、龙骨 7g、牡蛎 7g）。

6. 盗汗烦躁，情绪易于激动，阴虚火旺明显者，可加入大补阴丸（龟甲 5g、知母 3g、黄柏 3g、熟地黄 3g）。

7. 情绪亢奋，急躁易怒者，可加龙胆草 3g、栀子 3g、黄芩 3g。

8. 脾虚便溏、精神倦怠、纳差者，可以合入六君子汤（太子参 3g、炒白术 3g、陈皮 3g、法半夏 3g、茯苓 3g、甘草 2g）。

9. 心情忧郁，精神不振，嗜睡眠差，胆怯易惊，脘胀呕恶，舌苔白腻者，可合入温胆汤（陈皮 3g、法半夏 3g、茯苓 3g、枳实 3g、竹茹 3g、甘草 2g），或涤痰汤（温胆汤加石菖蒲 3g、党参 3g、胆南星 3g）。

10. 抽动发作频繁、抽动症状兼挟多样者，可加全蝎 3g、蜈蚣 1 条。

【验案举隅】

赵某，男，5 岁，2008 年 11 月 3 日初诊。

主诉：瞬目、口鼻抽动 8 月余。

现病史：患者 8 个月前出现瞬目、口鼻抽动，伴有喉中发出异常声音，曾去当地三甲医院就诊，诊断为"抽动—秽语综合征"，并给予西药治疗（具体不详），效果不显。又在妇幼保健医院就诊，医生除使用药物外，建议补充锌、钙，亦未见效，故转而求诊于中医。刻下症：瞬目，口鼻抽动，手足不自主运动，纳呆，形体瘦削，大便干燥，舌红、根白腻苔，脉弦数。

辨证：肝肾阴虚血亏，肝风内动。

治法：滋肾柔肝，疏肝养血，熄风止痉。

处方：生地黄 2g，白芍 2g，女贞子 2g，墨旱莲 2g，川楝子 1.5g，青皮 1.5g，天麻 1.5g（先煎），钩藤 2.5g（后下），僵蚕 2g，蝉蜕 1.5g，蛇蜕 1.5g，珍珠母 3.5g（先煎），石决明 3.5g（先煎），甘草 1g。7 剂，水煎服，每日 1 剂。

2008 年 11 月 10 日二诊：患儿服药后瞬目、口鼻抽动明显缓解，未闻及喉中发声，便干缓解。效不更方。7 剂，水煎服，每日 1 剂。

2008 年 11 月 18 日三诊：患儿服药后抽动及伴发症状全部消失，改用香砂六君子汤益气健脾，增强体质，以资巩固。处方：党参 2.5g，炒白术

2g，茯苓 2g，陈皮 1.5g，法半夏 2g，砂仁 2g，木香 1.5g，甘草 1g。21 剂，水煎服，每日 1 剂。

尽剂后，患儿病情稳定，随访 1 年抽动症状未复发。

按： 患儿频繁瞬目、口鼻抽动，伴有喉中发出异常声音，诊断为"抽动—秽语综合征"。中医辨证从患儿的主症入手，明代傅仁宇的《审视瑶函》曰："此症谓目胞不待人之开合而自率拽振跳也，乃气分之病，属肝脾二经络之患。人皆呼为风，殊不知血虚而目不和，非纯风也。"肝开窍于目，眼睑胞轮为脾所主，故此病与肝脾二脏密切相关。患儿体瘦，瘦人多虚火，应当滋阴养血，以治"风胜则动"。方中生地黄、白芍、女贞子、墨旱莲滋阴养血，天麻、钩藤、僵蚕、蝉蜕、蛇蜕平肝熄风，珍珠母、石决明镇肝定惊，甘草调和诸药，则服药 14 剂后瞬目、口鼻抽动症状全无。考虑到患者体质偏瘦，后期以香砂六君子汤益气健脾以增强体质，防止肝乘而复发。

二十六、归脾摄血汤

【组成】 黄芪 10g，党参 7g，炒白术 5g，龙眼肉 4g，煅龙骨 7g（先煎），煅牡蛎 7g（先煎），炒酸枣仁 4g（打碎），五味子 4g，仙鹤草 7g，墨旱莲 4g，茜草 5g，甘草 2g。

【功效】 健脾摄血，养血消斑。

【主治】 过敏性紫癜、特发性血小板减少性紫癜等。症见皮肤黏膜瘀点、瘀斑，压之不褪色，常伴见鼻衄、齿衄、腹痛，甚则呕血、便血、尿血等。舌淡、苔白，脉细无力。亦可用于其他血证，辨证属气血两虚者。

【方解】

根据紫癜相关症状的描述，见于中医古籍所记载的"发斑""斑毒""葡萄疫""肌衄""血溢""紫癜风""紫斑"等病症中。《诸病源候论·九窍四肢出血候》曰："凡荣卫大虚，脏腑伤损，血脉空竭，因而恚怒失节，惊恣过度，暴气逆溢，致令腠理开张，血脉流散也。"认为脏腑虚弱是导致本病的重要原因。朱老师认为，因脾主统血，本病产生的重要原因是由脾气弱，外邪入侵，在过敏原或其他特发性因素的刺激下，致脾失于统摄，外溢皮肤而出血。故选用补脾摄血之法，方选归脾汤为主加减。方中黄芪、党参、炒白术益气健脾以摄血；因"心主血脉"，朱老师治疗出血性疾病常加入安神药，如龙眼肉、炒酸枣仁、五味子皆可养血安神入于血分，煅龙骨、煅牡蛎既可潜镇安神，又可收敛止血，与前几味药配合正合归脾汤心脾同调之意；仙鹤草、墨旱莲、茜草补虚兼顾收敛，且活血止血，止血而不留瘀。全方健脾摄血，养血消斑，可作为治疗过敏性紫癜等皮下出血的基本方。

【加减】

1. 久病伤血必耗阴液，虚热内生，血分郁热，反复出血紫斑不愈者，参入犀角地黄汤，加生地黄 5g、牡丹皮 5g、赤芍 5g、水牛角 5g；或血分蕴热，毒热损络，热象较重者，合入化斑汤，加生石膏 7g、知母 4g、玄参 4g、水牛角 5g。

2. 脾虚证候明显，伴有腹痛腹泻、倦怠乏力者，加山药 4g、芡实 4g、扁豆 4g；火不生土，火衰土弱者，加吴茱萸 4g、补骨脂 5g、肉豆蔻 4g。

3. 胃肠湿热，腹满下利者，加秦皮 5g、赤石脂 5g、黄连、木香、白芍。

4. 寒湿凝滞，畏寒肢冷、下肢瘀斑、沉困酸胀者，合入当归四逆汤，加当归 6g、桂枝 7g、赤芍 7g、细辛 4g、通草 4g、吴茱萸 6g、荜茇 6g。

5. 过敏症状较重者，合入抗过敏煎，加柴胡 7g、防风 7g、乌梅 7g。

【验案举隅】

例1：贾某，男，36 岁，2007 年 4 月 4 日初诊。

主诉：双下肢紫癜 1 周。

现病史：患者述 1 周前进食海鲜后出现双下肢紫癜，有花生米大，主要分布于踝关节上下。刻下症：双下肢紫癜，小腹抽痛，大便不成形，尿常规（－）。睡眠欠佳，舌淡、苔薄白，脉缓。

辨证：开阖失常，气虚不摄，湿热下注。

治法：补脾摄血，清热化湿，调畅开阖。

处方：黄芪 10g，党参 7g，炒白术 5g，龙眼肉 4g，炒酸枣仁 4g（打碎），五味子 4g，煅龙骨、煅牡蛎各 7g（先煎），仙鹤草 7g，墨旱莲 4g，乌梅 4g，防风 3g，柴胡 5g，石韦 5g，黄连 4g，木香 3g，白芍 4g，吴茱萸

4g，荜茇 4g，秦皮 5g，赤石脂 5g，甘草 2g。14 剂，水煎服，每日 1 剂。

2007 年 4 月 20 日二诊：服药后患者大便偶尔成形，睡眠佳，双下肢已无出血点，舌质淡、苔薄白，脉细缓。初诊方减石韦。14 剂，水煎服，每日 1 剂。

2007 年 5 月 3 日三诊：患者劳累时下肢仍有出血点，大便常稀，每日 2 次。二诊方加茜草 5g、肉豆蔻 4g。14 剂，水煎服，每日 1 剂。

2007 年 6 月 1 日四诊：患者身上偶有出血点，大便先干后稀，舌质淡、苔白，脉细无力。三诊方加莲子 4g，芡实 4g。14 剂，水煎服，每日 1 剂。嘱继续服用本方 1 个月。

按：该患者为过敏性紫癜，其小腹抽痛，大便不成形，睡眠欠佳，舌淡、苔薄白，脉缓等，辨证为心脾两虚、脾不统血，湿热下注。方用归脾消斑汤，加乌梅、防风、柴胡升降气机、调畅开阖以抗过敏；石韦、黄连、木香、白芍利湿燥湿行气、调理胃肠，秦皮、赤石脂清热燥湿、收涩止泄；吴茱萸、荜茇、肉豆蔻温补脾胃，助中焦脾胃运化，健脾升阳，促进脾统血之职复常；甘草调和诸药。

例2：潘某某，男，21 岁，2009 年 9 月 2 日初诊。

主诉：双下肢皮肤紫斑反复发作 3 个月。

现病史：患者 3 个月前无明显诱因双下肢皮肤出现青紫斑点，并有痒感，伴小便量少，在部队医院诊断为"过敏性紫癜"。经治疗，紫斑已消退，痒感及尿少症状消失。近日病情复发，故再次就诊。理化检查：血常规、凝血四项、尿常规、肾功能均正常。刻下症：双下肢皮肤少量出血点斑点，面色白，少气懒言，精神倦怠，肢体乏力，食欲欠佳，小腹胀痛，大便稀溏，腰酸，偶有遗精。唇舌淡红，舌苔薄白，脉细弱。

辨证：脾肾亏虚，气不摄血，络阻血瘀。

治法：补阳健脾，益气摄血，凉血活血。

处方：黄芪 10g，党参 7g，炒白术 5g，龙眼肉 4g，炒酸枣仁 4g（打碎），仙鹤草 7g，墨旱莲 4g，茜草 5g，生地黄 4g，赤芍 5g，紫草 5g，牡丹皮 5g，败酱草 5g，土茯苓 7g，红藤 7g，淫羊藿 5g，韭子 5g，蛇床子 5g，九香虫 5g，刺猬皮 5g，雄蚕蛾 7g，小茴香 4g，荔枝核 4g，乌药 3g，白茅根 7g，甘草 2g。7 剂，水煎服，每日 1 剂。

2009 年 10 月 8 日二诊：患者以上方加减用药 1 个月，现紫斑消退，无痒感，再无新起斑点，面色白较前转佳、有光泽，精神尚可，无全身倦怠、少气懒言，食欲增加，小腹痛除，二便正常。舌红，舌苔白，脉象细弦。效不更方，上方继服。7 剂，水煎服，每日 1 剂。

2009 年 11 月 18 日三诊：患者诉加减服药 40 天，紫斑已经完全消退，再无新起，面色有光泽，精神可，二便正常，无其他明显不适。上方继服，14 剂，水煎服，每日 1 剂。

按：朱老师认为，患者以皮下紫斑点兼有面色白、少气懒言、精神倦怠、乏力、食欲欠佳、舌淡、脉细弱作为辨证的关键，故确立健脾摄血为基本治疗大法。久病伤血必耗阴液，虚热内生，血分郁热，故反复出血紫斑不愈。因此以归脾摄血汤合犀角地黄汤加减治疗。方中以黄芪、党参、白术、龙眼肉、炒酸枣仁、甘草补中健脾益气，养血摄血止血；仙鹤草、墨旱莲、茜草养血活血止血；生地黄、牡丹皮、赤芍、紫草、白茅根凉血化瘀、滋阴清热，清透络脉郁热以止血。加淫羊藿、韭子、蛇床子温肾益精，九香虫、雄蚕蛾、刺猬皮温肾壮阳、涩精止遗；小茴香、荔枝核、乌药疏肝暖肝、行气止痛；败酱草、土茯苓、红藤入下焦，清热利湿解毒、活血通络，治疗肠道慢性炎症，又可防止热毒损伤肾络而形成紫癜性肾炎。全方标本兼顾，以补脾温阳益气为主，但寒热并用，注重辨证与辨病相结合，增强患者体质，防止紫斑再次反复，疗效显著。

例 3：阎某某，女，8 岁，2008 年 11 月 8 日初诊。

主诉：皮肤反复出现出血点或斑块 1 年。

现病史：患者 1 年前因感冒后出现皮肤出血点，有的融合成斑块，在内蒙古医院就诊，诊断为"过敏性紫癜"。予抗过敏、改善毛细血管脆性对症治疗，效果甚微，病情反复发作。理化检查：血常规各项指标均正常。

刻下症：全身散在的出血点，有的融合成斑块，活动后乏力，纳可，二便调，舌质淡红、苔白，脉沉弱。

辨证：脾气亏虚，气不摄血。

治法：健脾益气，养血止血。

处方：黄芪 10g，党参 7g，炒白术 5g，龙眼肉 4g，煅龙骨 7g（先煎），煅牡蛎 7g（先煎），炒酸枣仁 4g（打碎），五味子 4g，仙鹤草 7g，墨旱莲 4g，甘草 2g。28 剂，水煎服，每日 1 剂。

2008 年 12 月 6 日二诊：患者全身散在的出血点再次出现的次数明显减少，原来部位出血点明显减少，无斑块，活动后乏力明显缓解，纳可，二便调。舌质淡红、苔白，脉沉弱。理化检查：血常规各项均正常。初诊方去五味子，加石斛 4g。21 剂，水煎服，每日 1 剂。

2008 年 12 月 27 日三诊：患者双下肢站立、下垂时间较长后偶有零星出血点，无乏力，纳可，二便调，舌质淡、苔白，脉沉弱。理化检查：血常规各项指标均正常。二诊方去石斛，加当归 5g、柴胡 3g、升麻 3g。21 剂，水煎服，每日 1 剂。

按：患儿属单纯型过敏性紫癜，小儿年幼，正气未充，脾常不足，且久病体虚，辨证为脾气亏虚，气不摄血，血溢脉外。治以补益脾气，养血止血。用归脾消斑汤健脾养血，扶正摄血。二诊加石斛，增强原方养阴液、和营血的功效。三诊加升麻、柴胡、当归与归脾消斑汤方中药物组合成补中益气汤，建中固本，升提阳气，预防复发。

二十七、补中抗癌方

【组成】黄芪 15g，党参 7g，炒白术 7g，当归 7g，柴胡 5g，升麻 5g，生薏苡仁 4g，莪术 5g，山慈菇 5g，半枝莲 7g，白花蛇舌草 7g，甘草 2g。

【功效】益气补中，扶正抗癌。

【主治】癌症晚期或肿瘤手术、放化疗治疗后，正气衰弱，气血损伤，正虚邪恋。

【方解】

朱老师诊治癌症重视辨证结合辨病，以辨证为主，异病同治。病位无论是哪个脏器，如肺癌、肠癌、甲状腺癌，抑或是胆囊癌，诊断重在以患者的现见症状作为辨证依据，以虚实为辨证要点。目前临床求诊中医药治疗的癌症患者多为经过手术或者放、化疗治疗之后，或者是癌症晚期，因此朱老师治疗多以改善症状、减毒增效、提高患者生存质量为主要目的。

基于此类情况，辨证多以机体气血亏虚为主要病因病机，首先以补中益气汤为基础，根据患者虚弱程度适当加用白参、红参等，补中益气，化生气血，改善脾胃健运和饮食功能，以恢复脾胃为后天之本的作用。同时，佐以散结消癥、解毒抗癌药进行加减，如现代药理研究具有抗癌作用的中药，如生薏苡仁、莪术、山慈菇、半枝莲、白花蛇舌草等，具有利湿消肿、活血化瘀、软坚散结之功，以达到消除肿瘤或者防止肿瘤复发的目的。其次，根据患病部位的不同，在补中抗癌方的基础上，佐以相应的调治脏腑的方药，调理脏腑气机升降，调畅脏腑功能。此为辨证结合辨病治疗，减轻放、化疗药物引起的副作用，快速缓解患者症状。

【加减】

1. 癌肿发生在肺、胸腔，以咳、喘、痰、发热症状为主者，加用麻黄汤、葶苈大枣泻肺汤、蒿芩清胆汤等。

2. 癌肿在胃、肠，多佐以法半夏泻心汤、黄芪建中汤等。脾虚证候明显，伴有腹痛腹泻、倦怠乏力者，加山药、芡实、扁豆；脾不运化、食纳减少者，加吴茱萸、补骨脂、肉豆蔻；胃肠湿热、腹满下利者，加秦皮、赤石脂、黄连、木香、白芍。

3. 癌肿在肝、胆者，表现为胁肋胀痛，或兼有肝郁不舒者，合入四逆散、小柴胡汤、大柴胡汤等。

【验案举隅】

例1：温某某，男，76岁，2008年10月11日初诊。

主诉：右胁隐痛1个月余。

现病史：患者因右胁隐痛于2008年9月就诊于内蒙古自治区人民医院，经B超、CT、胃镜检查后诊断为：胆囊癌，肝、胃转移。家属考虑患者年龄及身体因素，隐瞒其病情，拒绝手术治疗。刻下症：右胁隐痛，厌油腻，口苦，胃胀，纳差，神疲乏力，大便干燥。舌暗、苔白腻，脉沉弱略滑。

辨证：肝脾失调，痰凝血瘀，癥积成块。

治法：健脾益气，疏肝利胆，化瘀消癥，解毒散结。

处方：黄芪15g，党参7g，炒白术7g，当归7g，柴胡5g，升麻5g，山豆根7g，生薏苡仁4g，莪术5g，山慈菇5g，半枝莲7g，白花蛇舌草

7g，金钱草 10g，黄芩 10g，法半夏 5g，枳实 4g，甘草 2g。7 剂，水煎服，每日 1 剂。加服胃肠 I 号 120g，每日 30 粒，每日 2 次。

2009 年 7 月 6 日二诊：以上方加减，患者服药 9 个月余，现右胁疼痛消除，偶因饮食不当、气候变化反复，纳可，精神佳，偶尔咳喘。舌暗、苔白、脉沉弱。一诊方减党参，加红参 10g（另煎）、海金沙 10g、茵陈 7g、败酱草 10g，药量变更：金钱草 12g、黄芩 7g、法半夏 7g。14 剂，水煎服，每日 1 剂。加服咽咳 I 号 120g，每次 30 粒，每日 2 次。

2010 年 3 月 1 日三诊：以上方加减，患者服药 16 个月余，病情基本稳定，纳可，精神佳，偶尔咳嗽，咯痰减少，舌暗、苔白、脉沉弱。二诊方减红参，加白参 7g、竹茹 3g、吴茱萸 6g、荜茇 6g、神曲 4g、木香 3g、白豆蔻 2g，药量变更：金钱草 10g、黄芩 5g、法半夏 5g。21 剂，水煎服，每日 1 剂。

随访至 2012 年 7 月 12 日，患者病情保持平稳。

按： 该患者胆囊癌，肝、胃转移，出现胁痛、胃胀等症状，朱老师认为，中医辨证属肝脾失调，气滞血瘀，脉络不和，积而成块，故治疗取补中益气汤合以解毒化瘀、消癥化积的莪术、山慈菇、半枝莲、白花蛇舌草、山豆根、生薏苡仁等，同时加用大柴胡汤加减。治疗后期病情稳定时，考虑患者年老体虚，故选取红参、白参等加强补虚益气之功，加吴茱萸、荜茇温振中阳，邪正兼顾，小剂量缓缓图之，故获良效。

例 2： 额某，男，70 岁，2009 年 10 月 21 日初诊。

主诉：胃胀痛、反酸、腹胀 5 个月余。

现病史：患者于 2008 年 10 月贲门癌术后，又于 2009 年 5 月行胆囊切除术，其后出现肠梗阻。西医诊断：贲门癌、胆结石术后、慢性肠梗阻。刻下症：胃胀痛，反酸，腹胀，大便不通。舌暗红、苔薄白、脉细滑数。

辨证：脾胃虚衰，痰湿中阻，气滞血瘀。

治法：益气和胃，降逆化痰，理气止痛。

处方：黄芪 15g，红参 7g（另煎），白芍 14g，炒白术 7g，当归 7g，柴胡 5g，升麻 5g，干姜 4g，法半夏 5g，黄连 6g，黄芩 6g，神曲 6g，木香 3g，白豆蔻 2g（后下），川楝子 4g，玫瑰花 4g，吴茱萸 6g，荜茇 6g，旋覆花 4g（包煎），代赭石 6g（先煎），桂枝 7g，败酱草 7g，红藤 7g，甘草 7g。7 剂，水煎服，每日 1 剂。

2009 年 10 月 29 日二诊：服上药 1 周后，腹胀减轻，纳食可，舌质暗、苔薄黄，大便通畅，舌暗红、苔白，脉沉细。守前方，部分药物减量：干姜 3g，法半夏 4g，黄连 3g，黄芩 5g，神曲 4g，川楝子 3g，玫瑰花 3g，吴茱萸 4g，荜茇 4g，旋覆花 3g（包煎），代赭石 5g（先煎）。加山豆根 5g，山慈菇 5g，生薏苡仁 4g，莪术 5g，半枝莲 7g，白花蛇舌草 7g。30 剂，水煎服，每日 1 剂。

患者以上方守方服用 3 个月，一般情况较好。后又以此方稍事加减，坚持断续服用近 3 年余，基本情况稳定。

按： 本案患者为贲门癌，胆结石术后出现肠梗阻，病情较为复杂。由于患者年事已高，正气本已亏虚，又两次手术后，则正气大衰，脏腑功能失调，痰瘀互结，留恋不去。患者胃胀痛、腹部不适主要是脾胃虚弱、痰湿中阻、寒热错杂所致，故在治疗上应扶正祛邪并用，标本兼治。因此在补中益气汤基础上，佐以法半夏泻心汤，并合以温中药组（吴茱萸、荜茇）、理气健胃药组（神曲、木香、白豆蔻）、降气化痰药组（旋覆花、代赭石）。二诊时患者症状已改善，此时以补中抗癌方为基础，并减轻初诊方中部分药物剂量，以利于守方久服。

例 3： 齐某某，男，69 岁，2011 年 9 月 1 日初诊。

主诉：反复胸痛半年，加重半月，伴咳嗽、气喘。

现病史：患者 2010 年春天行肺癌切除术，2011 年 3 月，因感冒不愈，出现胸痛，在本地医院检查发现胸腔积液，经抗生素等治疗后痊愈（具体不详），以后又反复 2 次。2 周前再次因感冒出现胸痛、咳嗽、气喘，求诊内蒙古自治区人民医院检查，确诊为肺癌术后、胸腔积液（右侧），经住院治疗，病情缓解出院。刻下症：胸痛，右侧甚，咳嗽、气喘，夜间加重，咯痰，色白有泡沫，精神不振，纳差，二便可，眠差。舌质淡、苔白，脉沉细。

辨证：肺脾气虚，湿毒内蕴，脉络瘀阻。

治法：补中益气，滋肾化痰，健脾和胃，泻肺逐饮。

处方：黄芪 15g，党参 10g，炒白术 7g，当归 7g，柴胡 5g，升麻 9g，沙参 6g，麦冬 6g，五味子 6g，熟地黄 6g，茯苓 6g，法半夏 6g，木香 4g，白豆蔻 3g（后下），葶苈子 5g（包煎），甘草 4g。7 剂，水煎服，每日 1 剂。

2011 年 9 月 8 日二诊：患者服药后咳嗽、气喘、气短减轻，泡沫痰减少，仍精神不振，胸部隐痛不适，纳差，二便调。舌质淡、苔白，脉沉细。一诊方去党参，改为白参 10g（另煎），加：山豆根 5g、山慈菇 5g、生薏苡仁 4g、莪术 5g、半枝莲 7g、白花蛇舌草 7g、白英 7g。7 剂，水煎服，每日 1 剂。

2011 年 9 月 15 日三诊：患者述服药期间，基本没有明显胸痛、气喘、气短及咯痰，咳嗽较前明显减轻，精神好转，食欲增加，二便调。舌质淡、苔白，脉沉细。二诊方去白英，其他药物不变。继用 7 剂，水煎服，每日 1 剂。

2011 年 9 月 21 日四诊：患者服药后病情明显改善，现已无咳嗽、咯痰，行走过多偶感气短略喘，精神转佳，纳可眠安，二便调，近两日时有嗳气，舌质淡、苔白，脉沉细。调整处方，三诊方减葶苈子，陈皮减为 3g，法半夏减为 4g，茯苓减为 4g，加丁香 2g、柿蒂 4g。30 剂，水煎服，每日 1 剂。

患者以上方加减服用 6 个月，一般情况较好，嘱服补中益气丸合河车大造丸巩固治疗。随访至 2013 年 1 月，患者除偶有胸闷外，健康状况平稳。

按：患者肺癌术后出现的胸腔积液，属正气虚损，正气不足，易感外邪，肺气失于宣肃，津液不能布散，而致饮邪停留。朱老师认为，患者以肺脾气阴两虚为主，水饮邪毒蕴结，气血瘀滞，病性本虚标实，故辨治应标本兼顾。补中益气汤合以沙参生脉饮培土生金，佐以金水六君煎金水相生，从脏腑相生角度培元固本。二诊时则立法补泻兼施，换用白参大补元气、生津安神，同时加用山豆根、山慈菇、生薏苡仁、莪术、半枝莲、白花蛇舌草、白英清热解毒、活血化瘀、消瘸散结。待病情稳定，三、四诊则去掉苦寒通泻的白英、葶苈子，以免伤及正气。本案体现了辨证为主，兼以辨病的思路，目的在于增强体质，改善症状，提高患者的生存质量。

附录　朱宗元教授常用成药配方

以下组方是朱老师经常配入汤药使用，或者用于治疗后期巩固疗效而长期服用的自拟成药，方中所列剂量是 1 剂药的剂量，临床使用时可根据患者情况，按原方剂量比例予以倍增，研成粗末装入胶囊，或加工成水丸。

一、心脏疾病

1. 心脏 I 号：治疗冠心病、心肌炎、心肌病等。

黄芪 15g，桂枝 7g，桃仁 7g，红花 7g，川芎 7g，葛根 9g，地龙 6g，党参 6g，麦冬 6g，五味子 6g，炒酸枣仁 6g，生龙骨、生牡蛎各 10g，补骨脂 6g，水蛭 3g，土鳖虫 3g，炙甘草 2g。

2. 心脏 II 号：治疗冠心病、心肌炎、心肌病等伴有心律失常患者。

心脏 I 号加苦参 7g、姜黄 5g。

二、胃肠疾病

1. 胃肠 I 号：治疗以疼痛为主的慢性胃肠炎。

黄芪 10g，桂枝 4g，白芍 8g，吴茱萸 4g，荜茇 4g，高良姜 4g，香附 4g，生蒲黄 3g，五灵脂 3g，巴戟天 4g，甘草 4g。

2. 胃肠 II 号：治疗以腹胀、腹泻为主的慢性胃肠炎。

黄芪 10g，党参 5g，炒白术 4g，黄连 3g，陈皮 3g，法半夏 4g，茯苓 4g，柴胡 5g，白芍 4g，羌活 3g，独活 3g，吴茱萸 4g，荜茇 4g，泽泻 4g，甘草 2g。

3. 胃肠 III 号：治疗便秘型结肠炎。

黄芪 10g，党参 7g，炒白术 5g，黄连 4g，陈皮 3g，法半夏 4g，茯苓 4g，防风 3g，柴胡 5g，白芍 4g，吴茱萸 6g，荜茇 6g，葛根 7g，黄芩 5g，黄连 3g，桃仁 6g，杏仁 6g，炒莱菔子 7g，火麻仁 6g，甘草 2g。

4. 胃肠 IV 号：治疗腹泻型结肠炎。

黄芪 10g，党参 7g，苍术 4g，柴胡 4g，升麻 4g，陈皮 3g，木香 3g，山药 4g，白扁豆 4g，莲子 4g，芡实 4g，生薏苡仁 4g，诃子 4g，炮姜 4g，吴茱萸 4g，葛根 4g，炙甘草 3g。

三、颈椎病

1. 颈椎Ⅰ号：治疗颈椎病，或因督脉阳虚、络脉瘀阻所致胸腰椎病。

葛根 7g，桂枝 5g，赤芍、白芍各 5g，鹿角片 5g，桃仁、红花各 5g，川芎 5g，地龙 4g，白芷 4g，水蛭 10g，甘草 2g。

2. 颈椎Ⅱ号：治疗以眩晕为主的颈椎病。

颈椎Ⅰ号加天麻 3g、钩藤 5g、僵蚕 4g。

3. 颈椎Ⅲ号：治疗以疼痛为主的颈椎病。

颈椎Ⅰ号加蜈蚣 5 条、全蝎 10g、土鳖虫 10g。

四、咳嗽

1. 咳痰Ⅰ号：治疗肺失宣降型咳喘。

南沙参 4g，麦冬 4g，五味子 4g，麻黄 3g，杏仁 3g，甘草 2g。

2. 咳痰Ⅱ号：治疗肺肾两虚型咳喘。

熟地黄 4g，当归 4g，陈皮 3g，法半夏 4g，茯苓 4g，党参 7g，白术 7g，甘草 2g，补骨脂 6g，核桃仁 6g。

五、胆囊炎、胆结石

利胆Ⅱ号：治疗胆囊炎、胆结石，或胆汁反流性胃炎表现为胆胃不和者。

金钱草 10g，柴胡 5g，黄芩 5g，法半夏 5g，高良姜 4g，香附 4g，枳实 4g，神曲 4g，木香 3g，白豆蔻 2g，川楝子 3g，青皮 3g，玫瑰花 3g，海金沙 7g，郁金 5g，鸡内金 15g，姜黄 5g，石韦 5g，滑石 4g，白芍 6g，大黄 6g，甘草 2g。

六、鼻炎

鼻炎Ⅰ号：治疗急慢性鼻炎、过敏性鼻炎。

桂枝 3g，白芍 3g，葛根 5g，辛夷 5g，苍耳子 4g，细辛 3g，白芷 4g，鹅不食草 7g，蜂房 5g，甘草 2g。

七、咽炎

1.咽咳Ⅰ号：治疗慢性咽炎伴咳嗽。

生地黄 4g，玄参 4g，麦冬 4g，沙参 4g，五味子 4g，诃子 4g，桔梗 3g，山豆根 10g，马勃 10g，木蝴蝶 4g，僵蚕 4g，蝉蜕 3g，珍珠母 7g，石决明 7g，石韦 5g，车前子 5g，甘草 2g。

2.咽炎Ⅱ号：治疗慢性咽炎。

生地黄 4g，玄参 4g，麦冬 4g，诃子 4g，桔梗 3g，山豆根 5g，马勃 10g，木蝴蝶 3g，蒲公英 7g，蝉蜕 3g，僵蚕 4g，锦灯笼 3g，薄荷 3g，甘草 2g。

八、血管、关节病

通脉方：治疗下肢静脉曲张、骨关节炎、痛风、雷诺病等。

当归 6g，桂枝 7g，赤芍 7g，桃仁 7g，红花 7g，川芎 7g，地龙 6g，麻黄 4g，细辛 4g，通草 4g，吴茱萸 6g，荜茇 6g，制附子 6g，水蛭 4g，土鳖虫 4g，甘草 2g。